全国名中医
郭维琴

临证经验精要

名誉主编 —— 郭维琴

主编 —— 寇兰俊 赵 勇 梁晋普

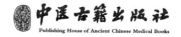

中医古籍出版社

Publishing House of Ancient Chinese Medical Books

图书在版编目（CIP）数据

全国名中医郭维琴临证经验精要/寇兰俊，赵勇，梁晋普主编.—北京：中医古籍出版社，2024.1

ISBN 978-7-5152-2200-4

Ⅰ.①全… Ⅱ.①寇… ②赵… ③梁… Ⅲ.①心脏血管疾病—中医临床—经验—中国—现代 Ⅳ.① R259.4

中国版本图书馆 CIP 数据核字（2021）第 001064 号

全国名中医郭维琴临证经验精要

寇兰俊　赵　勇　梁晋普　主编

责任编辑　郑　蓉

责任校对　赵月华

封面设计　王　磊

出版发行　中医古籍出版社

社　　址　北京市东城区东直门内南小街 16 号（100700）

电　　话　010-64089446（总编室）010-64002949（发行部）

网　　址　www.zhongyiguji.com.cn

印　　刷　北京市泰锐印刷有限责任公司

开　　本　880mm×1230mm　1/32

印　　张　8.5

字　　数　180 千字

版　　次　2024 年 1 月第 1 版　2024 年 1 月第 1 次印刷

书　　号　ISBN 978-7-5152-2200-4

定　　价　38.00 元

编委会

项目资助

本专著受国家重点研发计划——基于"道术结合"思路与多元融合方法的名老中医经验传承创新研究（项目编号：2018YFC1704100）第一课题组"名老中医经验挖掘与传承的方法学体系和范式研究"（课题编号：2018YFC1704101）支持。

本专著受北京市中医管理局"3+3"薪火传承工作站通州分站经费支持。

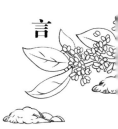

　　郭维琴教授（1940—），幼承家学，遍览古籍，亲炙名医，博采众长，继承不泥古，发扬不离宗，临证于东直门医院数十载，对诸多心血管系统疾病的诊治颇为独到，遣方用药，效验甚丰。且秉仲景"上以疗君亲之疾，下以救贫贱之厄"之旨，先病人之忧而忧，古稀之年，应诊仍亲力亲为，传道授业。德艺双馨，我辈楷模。

　　我们在进入医学殿堂的时候，在老师的带领下诵读了孙思邈的《大医精诚》。作为医者，我们深知要以解除患者的痛苦、为患者的健康服务为己任。临床医学亦是经验医学，要想达到更好的疗效，需要我们不断的努力，在学习基础理论及前人经验的基础上，更需要读经典、做临床、拜名师，满怀热情投入每天的医疗工作，不断提高自己的临证能力，才能够不辜负患者对我们的信任。

　　拜名师，不是所有医者都能有的经历，我们能够成为郭维琴教授的传承弟子，实属幸运。在跟老师学习的过程中，我们不仅受益于老师的学术思想及丰富的临床经验，而且亲身感受到心血管系统疾病中诸多疑难病症如扩张型心肌病心力衰竭、介入治疗后的心绞痛等在老师的有效方药治疗下取得的神奇疗效。与此同时，我们切身感受到的是老师诊病时一丝不苟、问诊时循循善诱、视患者如亲人的态度。老师年逾八旬，亲自书写病历，详细记录病情，这也为我们学习留下了宝贵的资料。不是所有医者都能有机会跟诊名师，不过，名老中医专家的经验总结，往往能够把临床情况规范化，通过对典型证型的研究，医者依此选方用药，好学易懂。临床情况往往复杂多变，正邪交争，寒热错杂，内外合病，初学者常常会觉得无方药可用。这时候，老专家验案的学习就非常重要。医学生亦可以从这些临证经验的总结中学到名老中医的人文精神、治学态度与守正创新的精神。

跟诊郭维琴教授，学习名老中医的治病经验，透过现象观察名医治学精神，可以使我们的心灵得以净化。故编辑此书，一是使名老中医学术思想及临床经验得以传承；二是让名医精神鼓舞后学，启迪心灵。

序
一

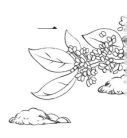

　　郭维琴教授是国内中医心血管界著名老专家，我在很早以前就拜读过郭老师的文章，对气虚血瘀理论在心血管疾病中的应用有所了解。到北京中医药大学东直门医院工作后，我跟郭老师有了进一步接触，对郭老师也便有了更深入的了解，常常被她的高尚医德、精湛的医术所折服。

　　中医教育需要改革，单纯的院校教育只能作为中医知识的扫盲，作为一个医生，如果想更好地为患者服务，必须学经典，跟名师，做临床。郭维琴教授师承郭士魁老专家及廖家桢教授，集二人之大成，首先提出益气活血法治疗心血管疾病，并在临床上创立了多个行之有效的经验方。为了便于弟子总结经验，郭维琴教授所有病历均亲笔书写，建档留存。今其弟子多人，汇集其病案数十例，并加以分析讨论，整理编辑成册，传之于世，便于中医执业者从中汲取老专家丰富的临床经验，提高临床水平，解除患者疾苦。

希望大家能够静心阅读，从字面背后细细揣摩，与师心通，传承中医，再创中医辉煌！

2022 年 1 月

序二

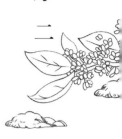

    仲景"上以疗君亲之疾，下以救贫贱之厄"。作为医者，拥有一颗善良的心，希望病人尽快康复，是非常有必要的。但如果不明医理，诊断不清，对方药不熟悉掌握，其结果很可能会南辕北辙，损害患者健康，这是医患双方都不希望发生的事情。如何提高自己的临床水平？单纯学习书本的知识是远远不够的，必须多临证，同时也需要多跟老师、名家学习。我们发现，所有的临床大家都有跟随多位老师临证的经历，在汲取经验、传承中发展，形成自己的学术思想。

    当然，并不是所有的人都有机缘跟随大师临证，因此，名家医案的阅读就很有必要。作为中医人，阅读医案时，应该首先查阅该专家发表的学术文章，对其学术思想有个全面认识，之后再抛下己见，分析病例，按照专家的学术观点分析辨证，拟定处方，再和病案中的立法处方对比，找到不同处，分析原因，配合按语，方能不断提高。

　　本次弟子们集结了本人临证的数十份病历，有简有繁，涉及多种心血管常见疾患，希望对广大中医执业人员及爱好者有所帮助，愿中医发扬光大！

郭维琴

2022 年 1 月

序
三

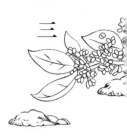

　　"中医药学是中国古代科学的瑰宝，也是打开中华文明宝库的钥匙"，传承和发扬是中医学发展的灵魂。全国名中医郭维琴教授深谙岐黄之理，在传承其父我国著名中医药学家、中医临床家郭士魁先生以"活血化瘀"为中心，芳香温通、宣痹通阳法诊疗心血管系统疾病的学术思想同时，进一步强调"心气虚"在发病中的重要作用，应用益气活血法解决了诸多心血管系统的疑难病症。

　　本书由郭维琴教授传承弟子精心编纂而成，通过毫无保留的真实病案，展示了郭教授的学术思想及临床经验集萃。更令我感动敬佩的是，郭教授已年至耄耋，但近年来仍一直坚持出诊，亲自书写病案，详细记录病情，留下了如此多的宝贵资料。这本倾囊相授的《全国名中医郭维琴临证经验精要》为青年医生提供了难得的跟名师学习机会。而老专家的这种勤勉求实、一丝不苟的治学精神更是青年医生学习和践行的传承之道。

　　郭教授家学渊源，既有深厚的中医理论功底，又有丰富的临床实践经验，因此本书有较高的学术价值，且蕴含着大量的临床诊疗精华，是广大临床医师可借鉴学习的范本，对于启迪思路、提高疗效有很大帮助。

　　喜闻本书即将付梓，该书编写团队邀我写序，实则是对我的信任，有幸先睹为悦，收获颇多。遂谨志数语，乐观厥成。

2022 年 1 月

内容提要

　　郭维琴教授是我国著名的心血管病专家，首都国医名师，全国名中医，是心血管系统疾病益气活血治法研究的先行者。本书上篇对郭维琴教授学术思想的形成与创新点及心血管系统疾病的病因病机进行了综合论述。中篇精心选取了郭维琴教授近年来的数十则典型病案，进行了翔实记载，并应用气血理论对选方用药进行了深入分析，全面展现了郭维琴教授的学术思想。下篇论述了养心康复理论特点，并附以郭维琴教授自编养心益智操，借此可以预防心血管疾病的发生、改善心血管疾病的预后。该书有理论、有实践，希望对广大医务工作者有所帮助。

目　录

上篇　大医之路

第一章　郭维琴教授的家学渊源 ………………… 003

一、郭士魁先生师承谱系 ………………… 003

二、郭士魁先生学术成就 ………………… 005

第二章　郭维琴教授学术思想的形成过程 ………………… 011

一、对郭维琴教授学术思想形成影响较大的
中医学家 ………………… 011

二、郭维琴教授学术思想的形成 ………………… 016

第三章　郭维琴教授学术思想的主要特点 ………………… 018

一、对气血理论的发挥 ………………… 018

二、对气血理论的创新 ………………… 020

三、辨证遣方颇具特色 ………………… 021

四、发展心系疾病治疗法则 ………………… 023

五、善用对药及角药 ………………… 024

六、诊治特点突出 ………………… 037

中篇 临证验案

第一章 郭维琴教授诊治胸痹心痛病经验 ·········· 045

一、胸痹心痛病提要 ·········· 045

二、病因病机 ·········· 046

三、治疗胸痹心痛病的核心方药 ·········· 047

四、胸痹心痛病医案实录 ·········· 047

第二章 郭维琴教授诊治心力衰竭（心水）经验 ·········· 094

一、心力衰竭提要 ·········· 094

二、病因病机 ·········· 095

三、治疗心力衰竭的核心方药 ·········· 097

四、心力衰竭医案实录 ·········· 099

第三章 郭维琴教授诊治心悸病经验 ·········· 144

一、心悸病提要 ·········· 144

二、病因病机 ·········· 145

三、治疗心悸病的核心方药 ·········· 147

四、心悸病医案实录 ·········· 149

第四章 郭维琴教授诊治眩晕病经验 ·········· 197

一、眩晕病提要 ·········· 197

二、病因病机 ·········· 198

三、治疗眩晕病的核心方药 ·········· 199

四、眩晕病医案实录 ·········· 202

第五章　郭维琴教授诊治双心病经验 ⋯⋯⋯⋯⋯ 220

一、双心病提要 ⋯⋯⋯⋯⋯ 220

二、病因病机 ⋯⋯⋯⋯⋯ 221

三、治疗双心病的核心方药 ⋯⋯⋯⋯⋯ 222

四、双心病医案实录 ⋯⋯⋯⋯⋯ 224

第六章　郭维琴教授诊治血浊病经验 ⋯⋯⋯⋯ 230

一、血浊病提要 ⋯⋯⋯⋯⋯ 230

二、病因病机 ⋯⋯⋯⋯⋯ 231

三、治疗血浊病的核心方药 ⋯⋯⋯⋯⋯ 233

下篇　养心康复总论

一、中医养心理论提要 ⋯⋯⋯⋯⋯ 239

二、郭维琴教授养心理论特点 ⋯⋯⋯⋯⋯ 242

三、郭维琴教授养心益智操讲解 ⋯⋯⋯⋯⋯ 247

—— 上篇 ——

大医之路

翻开卷帙浩繁的中医书海，中医文化波澜壮阔，传承创新生生不息。肇自远古，上溯千年，下至当代，源远流长，薪火相传，代有名医。中医界的师徒贤婿佳话曾广为流传，而当下首都有名的"中医三郭"也不多见。全国名中医郭维琴教授，是中西医结合治疗心血管疾病奠基人和开拓者——郭士魁先生的女儿，与著名的妇科专家郭志强教授为中医界所称颂的伉俪佳偶。

　　郭维琴教授秉着传承精华、守正创新的理念，不仅使郭士魁先生芳香温通、宣痹通阳及活血化瘀法在治疗心血管疾病中应用的主要学术理论得以传承，并且创新性发展了气血理论在心血管系统疾病诊治中的应用。以下系统介绍郭维琴教授的家学渊源及学术传承。

第一章 郭维琴教授的家学渊源

郭维琴教授核心学术观点师承于家学，传承于我国著名中医药学家郭士魁先生。作为郭士魁先生之女，郭维琴教授自幼耳濡目染，传承家训，继承并发展了父亲的主要学术思想。郭士魁先生早期师承于中医名家赵树屏老先生。赵树屏作为太医院医官赵云卿之子，"精于经典，重视医史"，不仅继承家学，医术更加精纯。1955年，中医研究院建院后，郭士魁先生又从师冉雪峰先生，开始了中医心血管专科的临床实践与研究工作。

一、郭士魁先生师承谱系

（一）赵云卿

赵云卿，山东人，生卒年月不详，曾任太医院医官。其本人的笔墨、医学理论、病案等少见于世。曾开办中医哲理医学讲习班，并招收学员，许多著名中医名家，如方和谦、方伯屏等均为其弟子。

（二）赵树屏

赵树屏（1891—1957），名维翰，江苏省武进县人，为清太医院医官赵云卿之长子。赵树屏先生年仅18岁即获得"贡生"，课业之余，随父侍诊，精研医理，秉承家学。1950年任北京中医学会主任委员，并创办《北京杂志》。1952年任原卫生部医政处"技正"兼中医科科长。1954年成立中医司，任副司长，同时还任北京市人民委员会委员、北京市卫生协会副主任委员等。著有《中国医学史纲要》《中医系统学概要》《肝病论》等。

赵树屏熟读中医经典，尤重医史的研究。他认为如果不明医史，则不明学术的发展进退，则不足以启迪后学，故非常重视中国医学发展历史。理论方面，赵树屏极其重视《黄帝内经》之理，他认为凡治病必审其源，然后认证方有把握。临证方面，赵树屏擅长肝病治疗，强调辨证求因，旁及六经，认为需在审明病因的基础上，要分清是血虚阳亢，还是脾病传肝，还是肝的经脉之病等。临证用药主张性味平和，剂量轻微，中病即止。赵树屏从事中医临床教学工作40余年，呕心沥血，为继承发扬祖国医学和培养中医人才做出了积极贡献。其传人有祝伯权、阎润茗、宗修英、郭士魁等。

郭士魁先生传承赵树屏老中医"以经典及医史为要"的观点，尤其对《黄帝内经》理论的理解尤为深刻。他对于中医脉学、中医治则等发展史进行了深入的研究，特别提倡运用以《黄帝内经》"寒者热之，热者寒之""微者逆之，甚者从之""逆者正治，从者反治"等治则精神为指导，提倡中医治则八法在临床灵活应用。郭老并没有拘泥于八法，他开创了芳香温通、宣痹通阳及活血化瘀法在心血管疾病治疗中的应用，丰富和扩展了心血管疾病临床治疗方法。

（三）冉雪峰

冉雪峰（1879—1963），重庆市巫山县人，名敬典，字剑虹，出身医药世家。1955年，冉雪峰先生奉调中医研究院工作，郭士魁先生开始从师于冉老。冉老学术思想可以概括为"一融三合"。一融，即伤寒与温病相融汇；三合，即哲学与科学、中医与西医、理论与实践相结合。在冠心病心绞痛的治疗上，冉老认为冠心病为本虚标实之证，对于胸痛发作频繁，平素有高血压病史，临床伴有口干、便秘，舌暗红苔黄腻等实证者，辨证为"痰热互结，瘀阻心脉"，主张先通后补，早期以小陷胸汤为主方，加入活血通脉药；严重者，合并四妙勇安汤清热解毒，化瘀散结；待发作缓解后，以养血活血为主，从而分阶段治疗。从师后，郭士魁先生与冉雪峰老专家一同开始了心血管系统疾病诊治的临床研究。郭士魁先生将冉老"中医与西医、理论与实践融合"的观点具体用于心血管系统疾病的临床研究，用现代医学手段评价中医药的药理与疗效，开创了中西医结合研究的新思路。

二、郭士魁先生学术成就

（一）医药相结合的典范

郭士魁（1915—1981），生于北平，自幼进入私塾学习，早年在仁和堂、太和堂药店学徒，后随名中医赵树屏学习，参加过北平国医学院、北京中医讲习所的学习。1941年开始在北京行医，1953年调中医研究院筹备处，1955年师从冉雪峰。其行医生涯可以分为两个阶段：前一阶段是在新中国成立前和解放初期，为中医药临床的奠基阶段，从采药、炮制、抓药等学徒做起，继而成为诊疗内、外、妇、儿各科疾病的临床医生。后一阶段是 20 世纪 60 年代之后。前一阶段的积累为他后一阶段从事中西医结合理论研究与临床专科疾病研究打下了坚实的基础。郭士魁先生既是一位熟读中医经典著作、精通中医传统理论、具有丰富经验的临床医家，又是一位熟悉中药形态、习性、炮制、功用的中药学专家，先生集中医学、中药学为一身，是医药相结合的典范。

（二）创新性发展"活血化瘀"理论

20 世纪 50 年代中期，郭士魁先生在广泛研读历代中医古籍文献的基础上，结合现代医学认识，提出冠心病心绞痛的核心病机在于"气滞血瘀"与"胸阳不振"，首次明确将"活血化瘀""芳香温通""宣痹通阳"等重要治则应用于冠心病的预防与治疗中，形成一整套冠心病防治理论，在中西医结合专家中产生了广泛影响。

郭士魁先生认为瘀血的形成与气血的关系最为密切。气血失调，脏腑肌肤失于气血濡养则生百病。"瘀血"既是临床表现，又是病理产物，还是进一步发病的病因。对于"瘀血"证，先生主张在临床主要抓三大主症"瘀斑""疼痛"及"肿块"。依据《黄帝内经》"去菀陈莝""疏其血气，令其调达"的理论指导，先生创新性地提出活血化瘀治疗冠心病的学术观点。郭士魁先生敢于探索，从活血化瘀法入手，探讨并揭示其理、方、药，最早用现代医学方法评价中医药的作用，通过动物实验，证实了冠心 II 号方对动物应激形成的血管内血小板形成和微血栓有拮抗和预防作用。为观察疗效和药物毒副作用，先生多次在自己身上试药，获得了显著效果，为研究做出了巨大贡献。郭士魁先生阐发"活血化瘀法"的学术理论，并将活血化瘀方药在心脑血管疾病的应用推广到全国乃至亚洲地区，推动了中西医结合防治心血管系统疾病的研究进程。

经过几十年的临床积累与现代科学试验研究，郭士魁老先生提出冠心病治疗三大法则，即活血化瘀法、芳香温通法、宣痹通阳法。尤其是"活血化瘀法"的提出，开创了活血化瘀治疗冠心病的先河。郭士魁老先生先后研制了多种治疗冠心病的有效方药，组创了冠心Ⅱ号方、活血通脉片、愈风宁心片、宽胸丸、宽胸气雾剂等名方。

（三）"活血化瘀"理论成果

在治疗冠心病的研究过程中，郭士魁先生为了改善中药治疗疾病起效慢、服法繁、价钱贵的缺点，与制药专家冉小峰合作，改制出心痛乳剂，二三分钟就可以产生止痛效果。并根据气虚血瘀、气滞血瘀、阳虚血瘀等辨证结果，研制出十余种速效急救散剂，予以粉剂冲服，可以迅速达到急救的作用，为中医药急救医学的研究打下了坚实的基础。可以说郭老是中医药急救药物缓解心绞痛的创始人。

郭士魁先生还将"活血化瘀"理论用于治疗高脂血症、脑出血、动脉粥样硬化等病症，临床疗效显著。郭老在心脑血管疾病的救治上，重视补脾胃、益肾精、培补先天元气，临床善用巴戟天、菟丝子、金樱子、桑寄生、牛膝、补骨脂、仙茅、淫羊藿等。在脑血管系统疾病如中风后遗症的治疗中，郭老经实践发现虫类药的应用有助于脑神经细胞的恢复。郭维琴教授在继承父亲活血化瘀药在心脑血管病治疗中广泛应用的同时，又善于把补肾药物应用于高血压的治疗，将滋水涵木法、潜阳平肝法应用于老年高血压患者，临证显示能够平稳降压，这也成为郭老师用药特点之一。

郭士魁先生积极进行科研探索，在病机理论的指导下，结合临床实践，他精心研制的"冠心Ⅱ号""宽胸丸""宽胸气雾剂"等多项研究成果获 1978 年"全国医药卫生科学大会奖""卫生部科研成果奖"。郭老也被人民日报誉为"为冠心病病人造福的人"。先生去世后，中国中医科学院西苑医院继续从事这项研究。2003 年，由陈可冀院士、李连达院士领衔，集体研究完成的"血瘀证与活血化瘀研究"获得该年度国家科技进步奖一等奖。该成果是中医药治疗冠心病的重大突破，为中医药治疗冠心病做出巨大贡献，对近几十年的心血管系统疾病治疗产生了重要影响。

（四）中医科学化的典范

郭士魁先生虽然一直接受传统的中医教育，但是他不排斥西医及现代科技，他的许多独到见解在当时具有先进性，在当下也有深刻的指导意义。先生曾经说："要发展中医，就要让中医插上科学的翅膀，让中医在与西医的比较中扬长补短。"因此郭士魁先生注重利用现代医学技术研究中医，主张中西医结合治疗心血管疾病，主张中医应辨病辨证相结合。另外，郭士魁先生将临床实践和基础医学理论相结合，致力于运用现代科学技术发展中医药。他曾提出"有了临床疗效还必须说明疗效机理……只有通过实验研究证实，才能使临床研究的成果建立在更加科学、更加牢固的基础上",他还强调"一定要用现代科学的方法来说明中医理、法、方、药的科学性"。毋庸置疑,郭士魁老先生是中医科学化的典范。

(五)传承学术,继往开来

郭士魁先生一方面自己为医学事业不断奋斗,终生奉献,另一方面又将所学传承于其子女、学生,继往开来。他言传身教,毫无保留地将自己的医术传授给学生,培养了一大批技术过硬、医德高尚的中医临床医生,使他们成为中医药事业的主力军。他的研究团队优秀而独树一帜,先后涌现出国医大师陈可冀院士、翁维良教授等,也有首都国医名师郭志强、郭维琴教授夫妇,可谓"大师之后还是大师,名家之外还是名家"。他们不但继承了郭老先生的"活血化瘀"学术思想,而且在各自领域都有了进一步的发展。郭维琴教授敢于创新,充分利用现代医学手段探索和评价中医学的理、法、方、药,用理论去指导临床实践的工作。郭维琴教授这一工作方法也是传承于父亲。郭维琴教授在几十年的临床实践与科研工作中,结合先进的现代医学实验方法进行了一系列中医理论、药理学的临床和实验研究。如:益气活血法治疗心绞痛的作用机制的研究,降压通脉方的作用机制以及对于左室重构、对于肾脏保护作用的实验研究,复窦合剂的作用机制的临床及实验研究,降脂通脉方调脂及抗动脉粥样硬化作用机制研究,等等。郭老师把中医理论和现代医学的检查、实验、诊断以及先进的治疗手段相结合,进一步推动了心血管系统疾病诊治理论的研究和临床实践的进步。又通过实验研究结果更好地指导了临床实践，从而促进了疗效的提高，这也是中西医结合研究的最终目的。由此形成了独特的"益气活血法"治疗心血管系统疾病的学术思想。

第二章　郭维琴教授学术思想的形成过程

一、对郭维琴教授学术思想形成影响较大的中医学家

除了自幼耳濡目染、深受父亲的影响外，郭维琴教授学术思想的形成还受到不少中医学家的影响。1959 年，郭维琴教授以优异成绩考入北京中医学院，经过学院教育，博采众长，继承不泥古，发扬不离宗，毕业后跟随廖家桢教授一起进行临床与科研，至今已从事中医内科临床、科研、教学工作 50 余载。在北京中医学院学习期间，曾得到中医学家秦伯未、任应秋先生的亲临教导。在北京中医药大学东直门医院临床工作中，深得董建华、刘渡舟等著名临床专家的赏识与栽培，在心血管系统疾病中医诊治学术观点的形成上，也深受两位前辈医家的影响。在与廖家桢教授一起工作期间，在廖老的指导下，郭维琴教授不断地将现代医学诊疗手段与中医临床实践密切结合，探索以现代医学辅助手段研究中医理、法、方、药及疗效机理与药理作用的科学研究。经过几十年的不断积累、探索和实践，郭维琴教授积累了大量确实有效的临床经验及用药心得，她的学术思想在实践中日臻完善、成熟，逐渐形成自己独有的特点。

以下将简述几位对郭维琴教授学术思想形成有较大影响的中医学家，以期更深刻体会郭老师的学术观点。

（一）秦伯未

秦伯未（1901—1970），中医学家，名之济，号谦斋，出身于中医世家。秦伯未在中医领域内博览群书，尤其重视对《黄帝内经》的钻研。他认为，《黄帝内经》总结了前人的实践经验，同时也表达了古代的医学思想体系，为祖国医学发展的基础，研究祖国医学首先要学习《黄帝内经》。在临床教学和实践中，尤其是在心系疾病辨治中，秦老广泛应用《黄帝内经》理论，结合《金匮要略》内容，指出"心力衰竭"水肿为心阳衰弱不能温运中焦水湿所致，以真武汤扶阳温化，佐以敛阴健脾为治。秦老认为，心绞痛的发作是心血不足与心阳衰弱两方面的原因，治疗必须"补心血"与"温心阳"两方面兼顾。秦老常以"复脉方"为基础方养血扶阳，以"丹参饮"活血祛瘀生新，主张针对具体病情、阶段分别偏重于养血、温阳、活血来选方用药，以增强心功能，促进血液畅行。

郭维琴教授将《黄帝内经》基本理论作为学术观点理论基础来指导临床实践，源于秦老对于《黄帝内经》的推崇与倡导。《黄帝内经》是郭维琴教授所有学术观点与临床实践的理论基础与源渊。对心力衰竭病机的认识，郭老师认同秦老阳虚不能温运水湿、水湿内停的观点。她在临床治疗中不仅重视温阳、活血，更强调益气的作用，而且认为心气虚是心力衰竭发生的基础，所以益气才能生血，气血旺才能血行通畅，同时活血化瘀有助于水肿的改善。郭维琴教授对于心力衰竭的治疗以益气温阳、活血利水为基本法则，这是对老一辈中医学家既有继承又有发扬的体现。

（二）任应秋

任应秋（1914—1984），字鸿宾，四川津县人，著名中医学家、中医教育家，曾侍诊于沪上名医丁仲英、谢利恒、曹颖甫、陆渊雷、蒋文芳、郭柏良等。任老不仅中医临床技术高超，而且在中医理论研究方面成就斐然，是中医各家学说的创建者。任老认为心阳虚损或心气不足是冠心病发病的主要方面，提出"心营运血脉，心气、心阳亏虚，血脉营运不足而致冠心病发病，故需从心气、心阳入手"。总结出"益气扶阳，养血和营，宣痹涤饮，通窍宁神"十六字方针为冠心病治疗大法。对于心气不足者，常以黄芪桂枝五物汤加味益气温阳通脉；对于心气不足兼营阴失养者，常以人参养营汤化裁，其中以人参大补心气，肉桂温通心阳，为益气温阳之重点用药。

郭老师深受任应秋先生的影响，重视心气、心阳不足，把"心气虚"作为冠心病发病之本，抓住了病机之本，并在此基础上进一步深入研究，逐渐形成自己的学术特点。

（三）刘渡舟

刘渡舟（1917—2001），辽宁省营口市人，注重对中医经典著作的研究，特别精于《伤寒论》六经辨证理论体系的研究，主张抓主证，临床善用经方。刘渡舟先生认为，冠心病、心绞痛患者临床常表现为"水气病"。认为心脏功能正常以阳气为本，心所主之血脉与神志也无不依赖阳气，故心之病亦恒多阳气之病，临床心脏疾病又以阳虚为多。心阳不足，坐镇无权，不能降伏下阴；若脾肾之阳亦随之衰弱，则易出现寒水泛滥，发为水气上冲，故心脏疾病多见水气上冲之证，符合《金匮要略》"胸痹"之"阳微阴弦"病机理论。临床提倡以"水舌""水色""水脉""水斑"为辨证要点，常以苓桂术甘系列方为基础加减化裁，温阳化饮、降逆利水治之，疗效显著。

刘渡舟先生将冠心病的病机归属于"水气病"，认为阳虚为心病之本，"阳微阴弦"为基本病机，在治疗上强调温阳化饮，善用苓桂术甘汤系列。郭老师把阳虚水泛的观点应用于冠心病合并心力衰竭，认为冠心病的发病之本为心气虚，基本病机为气虚血瘀，冠心病日久不愈，心阳不振，进一步发展，因阳虚血瘀，脾肾失养，并且血不利为水，才会有阳虚水泛，从而出现心力衰竭（心水）。在治疗上以益气活血、温阳利水为主。在心力衰竭的治疗中，郭老师多施以温阳利水的方法，这是对刘渡舟老先生"水气病"观点的发挥。

冠心病患者多为老年患者，自身阴阳调节和平衡功能降低，故郭老师临床用药相对平和，在冠心病的治疗中很少用到桂枝类药物。她认为桂枝相对比较温热，冠心病气虚血瘀患者应用后容易燥热伤阴。若阳虚甚，可用桂枝6克，同时配合赤芍、白芍养阴清热以防燥热伤阴。

（四）董建华

董建华（1918—2001），从医60余年，对内、外、妇、儿科疾病的诊治经验丰富，尤其是对脾胃病及温热病的诊治多有独到之处。董老治胃病主张通降，并注重调理气血；治温热病强调宣展气机，并重视养阴。董老尝谓：一部《伤寒论》，虽为外感伤寒而设，但奠定了脾胃病分型及辨证论治的大法。董老认为，病毒性心肌炎属"温病"范畴，临床以心悸为主症，多因感受温热毒邪引起，系温邪由卫入营，热伤心肌所致，温病学称为"逆传"。虽未见神昏谵语，但可出现心气营阴耗损之症，如身热夜甚，舌绛而干，脉细数或结代。心之气阴素亏是本，感受温热毒邪是标。主张分为阶段性论治，对急性期的治疗，从温毒着手，突出清心凉营解毒法。早期以清热透表法，中后期以清热养阴法，对于后期伴有脉络瘀阻者以清热通络为主。

董建华先生倡导读经典、写心得相结合，非常注重中医基础理论知识的培养与考核。郭老师就是在先生的严格要求与培养中，建立了严谨而系统的中医辨证思维。

对于病毒性心肌炎的认识，郭老师从"温病"入手，亦受董建华先生的启发。根据病情变化，郭老师将病毒性心肌炎临床特点分为三个阶段，分别为急性期、恢复期及慢性迁延期。中医院就诊的患者，往往以慢性迁延期患者为主。经过 3 个月以上的西医治疗后，患者仍然反复低热、气短乏力、胸闷胸痛、心悸，根据临床特点，病机以气虚、阴虚为主。郭老师主要治以益气养阴，扶正固本，活血通脉，佐以清热。这是郭老师运用"邪之所凑，其气必虚"理论指导临床实践的体现与具体运用。

郭老师也继承了董建华先生重视调理脾胃、治胃病主张通降的思想，对于冠心病合并脾胃病的患者，郭老师多以旋覆代赭汤和胃降逆为主，合并香砂六君子汤健脾补气，临床常常效果明显。

（五）廖家桢

廖家桢（1930—2014），出生于福建，一直从事中西医结合的临床医疗与科研工作，开创了心气虚实质以及益气活血中药的临床药效和药理研究。廖家桢先生认为，冠心病的辨证可归纳为正虚邪实。正虚，具体指气虚、阳虚和阴虚；邪实，具体指血瘀、痰湿、寒凝、气滞。血瘀是普遍存在的，故多数病例可以"益气活血"为基本治则，以补为通，以通为补，通补兼施，再根据兼证的不同加减应用。郭老师是在廖家桢先生的指导下，和先生一起组织心血管疾病研究团队进行冠心病临床试验研究，并取得了丰硕的成果。

二、郭维琴教授学术思想的形成

郭维琴教授饱读岐黄经史，继承家学，从小立志投身于祖国医学事业，为民众除却疾苦。1959 年，郭维琴以优异的成绩考入北京中医学院，在大学六年的学习期间，她不仅苦读祖国医学典籍，还潜心精研中医历代医案，并且掌握了扎实的现代医学理论知识，学习成绩一贯优异。郭老师勤奋刻苦、不懈追求、精益求精的学习态度，深得老一辈中医学家秦伯未、任应秋先生的赞许与认可，并给以她悉心的指导与关怀。大学期间扎实的中医理论功底，为郭维琴教授日后的医学成就奠定了坚实的基础。

大学毕业后，郭老师一直在北京中医药大学东直门医院从事中医内科临床、教学及科研工作，至今五十余载。父亲兢兢业业、严谨治学、勤奋好问、严以律己、宽以待人的工作态度，深深地感染和影响着她。扎实的中医理论、严谨认真的工作精神、虚心刻苦的学习态度，奠定了郭老师深厚的学术功底。董建华、刘渡舟等著名中医临床大家的赏识和栽培，授业解惑，谆谆教导，使郭老师受益颇深。作为心血管内科的业务骨干，郭老师先后多次被医院选派送至中国医学科学院协和医院、阜外医院等心内科专科进修学习，每到之处都受到广泛好评。进修学习使郭老师中西医结合诊治心血管病能力有了很大的提高，而这些积累都让郭老师在临床诊疗和研究中受益匪浅。

郭维琴教授在继承父亲以活血化瘀法为主治疗冠心病观点的同时，以《黄帝内经》"正气存内，邪不可干""邪之所凑，其气必虚"的思想为指导，进一步拓展了冠心病益气活血法在临床的广泛应用。郭老师在临床将活血药以养血活血、理气活血、化瘀活血、破瘀散结活血等不同作用特点灵活应用，使药效达到最佳。她博览古籍，融汇百家，结合现代人的生活方式及发病特点，提出"正气亏虚"是多数心血管疾病的发病基础，倡导益气活血法，形成了临证行之有效的方法及经验。对诸多心系病的诊治颇为独到，遣方用药效验甚丰。在此基础上，郭老师提出了冠心病、心力衰竭、高血压等心血管疾病多个有效防治方案，如使用"益气泻肺汤""降压通脉方""复窦合剂"等。由于临床中作用显著，这些方剂被广泛推广使用，丰富和发展了独特的郭氏医学的学术思想。

第三章　郭维琴教授学术思想的主要特点

一、对气血理论的发挥

郭维琴教授在长期的临床实践中发现，心系疾病的本质无外乎脏腑之心病，即指心主血脉的功能失调；或者神明之心病，即指心主神明的功能失调。而贯穿本病始终并起决定性作用的无外乎气、血、神的不足或失调。郭老师认为，气血是物质基础，神是上层建筑，气血不足则神气衰弱，相反神气对气血又有推动、引导、统摄的作用，所以脏腑之心调达的是气血，神明之心调达的是神。郭老师在临床实践中逐渐认识到，一些现代医学所诊断的心脏病变，如冠心病心肌缺血、心律失常、扩张型心肌病等，多是脏腑之心和神明之心共同失调引起的，是气、血、神功能的失调。因此，郭维琴教授提出"正气亏虚"是多数心系疾病的发病基础，在继承其父郭士魁先生"活血化瘀法"的基础上，倡导"益气活血法"治疗心系疾病。

（一）对冠心病的认识

对于冠心病，郭维琴教授结合现代人生活方式及体质变化，认为该病以气虚血瘀为病机，病性为本虚标实，治以益气活血，创益气通脉汤为治疗方剂，经临床验证，疗效显著。

此外，对于防治冠心病支架植入术后冠状动脉再狭窄郭老师也有独特认识，她认为虚、瘀、热毒是支架术后再狭窄的病机关键，气虚血瘀、热毒内结是重要病机，益气活血、解毒散结是重要治法，并精选药物，组成经验方防窄化瘀汤，弥补了再狭窄后药物治疗的不足。郭老师强调冠心病支架术后应在益气活血的基础上尽早使用清热凉血、解毒散结的药物，如牡丹皮、赤芍、金银花、连翘、山慈菇、莪术等。

（二）对心力衰竭的认识

在心力衰竭的治疗中，郭维琴教授认为其基本病机是正气内虚，感受外邪，伤及脾肾阳气，使气虚血瘀，水气不化，血瘀水泛，上凌心肺，外溢肌肤，上、中、下三焦水道不利所致。系标本俱病、本虚标实之证，心之阳气（或兼心阴、心血）亏虚为本，瘀血、水停、痰饮为标，三焦水道不利为病理改变。心气虚、心阳虚是病理基础，血瘀是中心病理环节，痰饮和水湿是主要病理产物。气阳虚、血瘀和水饮三者在心力衰竭中的病理关系，可以从"血不行则为水""水化于气，亦能病气""水病则累血，血病则累气"等理论中得到证实。郭维琴教授认为，气虚血瘀、阳虚水泛是心力衰竭的主要病机，治疗应重视气、血、水的关系，首先重用益气药，补气与调气药同用，活血化瘀药及泻肺利水药并治，故以益气活血、泻肺利水为基本原则，创制临床行之有效的益气泻肺汤（生黄芪、党参、桑白皮、葶苈子、猪苓、茯苓、泽兰、车前子、丹参、红花等）。

（三）对高脂血症的认识

郭维琴教授认为，高脂血症属于中医学"血浊"的范畴，病位在脉。污血，指水谷不化之痰湿过盛入脉之浊气及瘀滞之血在脉中结聚而成，并不单指瘀血。本病病位在血脉，基本病机为心脾气虚，痰瘀互阻，病性为本虚标实，本虚于脾，标实于痰湿血瘀。针对高脂血症脾虚、痰瘀互阻的基本病机，应遵循虚者补之、实者泻之的原则，主要采用健脾益气、消痰化瘀等法进行治疗，重在整体调节，标本兼顾，扶正祛邪，并自拟降脂通脉方为主治疗高脂血症。

二、对气血理论的创新

郭维琴教授继承父亲治疗冠心病的学术思想及经验，强调气虚血瘀为冠心病发病的重要病理机制，创制了"益气通脉汤"治疗胸痹心痛病。

郭维琴教授首次将心力衰竭命名为"心水"，将主要病机定义为气虚血瘀，阳虚水泛，创制了"益气泻肺汤"治疗心水病。

郭维琴教授提出病窦综合征出现缓慢性心律失常的病机为心肾阳虚，心阳不振，寒凝心脉，痰瘀互阻，创制了"复窦合剂"治疗缓慢性心律失常。

郭维琴教授率先将高脂血症以"血浊"命名，并创制了"降脂通脉汤"治疗高脂血症。

郭维琴教授从心立论诊治高血压病，以肝肾不足为本，心脉瘀阻、脉络绌急为病机特点，创制了以"降压通脉汤"

为治疗高血压病。

郭维琴教授认为冠脉支架植入术后再狭窄的病机关键为"虚""瘀""热毒",并提出分期加减论治的治疗原则,创制了以"防窄化瘀汤"为主方治疗该病。

三、辨证遣方颇具特色

郭维琴教授诊治心血管疾病,辨证遣方颇有独到匠心之处,着重体现在以下几个方面。

一是遵医圣张仲景辨"病、脉、证"结合的理论。

郭维琴教授治疗心系疾病以辨病处方,辨证与别脉之虚实寒热结合,随证加减。

二是"益气活血通脉"贯穿治疗心系疾病的始终。

《素问·五脏生成》言:"诸血者,皆属于心。"心气推动全身血液在脉管中正常循行,鼓动心脏搏动。心气虚,无力推动血行,血行迟缓;阳虚失煦、血寒涩滞、血运失畅,均可造成心脉瘀阻。郭老师强调气虚血瘀在心系疾病发病中的重要性。根据《素问·至真要大论》"虚者补之""损者益之"的治则,郭老师提出以益气活血为心系疾病的基本治则。临床上,心血管系统疾病患者多为中老年人,常伴有多种慢性疾病,或因患者长期服用西药,病情复杂多变,然究其原因,仍以气虚血瘀为主。郭老师在临床中灵活运用益气活血法,疗效显著,并形成独特的诊疗方法。

《妇人良方·调经门》言:"人之生,以气血为本;人之病,未有不先伤其气血者。"指出了气血对于人体的重要性。气血既是脏腑生理活动的产物,又是脏腑经络生理活动的物质基础。五脏六腑之大主——心者，既受气血濡养，又对气血的生成及运行有极为重要的作用。显然，气血与心的关系更为密切，因此气血理论也广泛地运用于心系疾病的诊治中，指导着临床医疗实践。

郭维琴教授对气血理论的发挥，为心系疾病的诊治提供了理论基础与实践经验。

三是"益气助阳，以消阴翳"，以气、血、水的关系指导辨证治疗。

心力衰竭是多种心系疾病的终末阶段，治疗比较棘手，郭维琴教授认为本病是在正气内虚的基础上又感受外邪，伤及脾肾阳气，使气虚血瘀，阳虚水泛，系本虚标实之证，心之气阳（或兼心阴、心血）亏虚为本，瘀血、水停、痰饮为标。心气阳虚是病理基础，血瘀是中心环节，痰饮和水湿是主要病理产物，三者在心力衰竭中的病理关系，可用《金匮要略·水气病脉证并治》"血不利则为水"及《血证论》"水化于气，亦能病气""水病则累血，血病则累气"等内容解释。

四是遵《黄帝内经》"心为五脏六腑之大主""三焦为决渎之官，水道出焉"等基础理论。

郭维琴教授在心系疾病的治疗方面，在辨明心系病证的同时，注重心与其他脏腑之间的关系。如心脾同病，可表现为心脾气血两虚；心肾同病，可表现为心肾阳虚、心肾阴虚、心肾不交。心火亢盛者每易引动肝火上亢，表现为心肝火旺；心血瘀阻者与肺的治节有关，可表现为心肺同病等。

郭维琴教授认为，治疗心系疾病需"五脏同调""三焦兼顾"，以使气血升降出入平和，津液输布运行达常，在选方用药时应统筹兼顾。

此外，郭维琴教授善用益气活血大法，她从心的生理功能出发，既通血脉又养心神，且兼顾脾胃功能，并根据辨证灵活加减，以心为本，五脏同调。总结出活血通脉汤、益气泻肺汤、复窦合剂等经典方剂，为心血管系统疾病的治疗做出了重要贡献。

四、发展心系疾病治疗法则

郭维琴教授继承其父郭士魁先生的学术观点，并发展了心系疾病的具体治法。根据不同的辨证，灵活应用"活血化瘀、芳香温通"大法，其具体治疗可概括总结为二十法。二十法主要包括芳香温通法，宣痹通阳法，益气活血、宽胸理气法，理气活血法，益气养阴、活血通痹法，平肝育阴、活血通脉法，祛湿化痰、活血通痹法，益气活血、化痰散结法，益气温阳、化饮复脉法，通腑泻热、化湿宁心法，益气养阴、宁心复脉法，养阴清热、宁心复脉法，益气温阳、宁心复脉法，温阳利水、活血复脉法，益气活血、通痹复脉法，清热解毒、育阴宁心法，疏肝降逆、益肾宁心法，温阳救逆、敛阴固脱法，平肝活络法以及益气降脂通脉法。这些方法常应用于现代医学冠心病心绞痛、急性心肌梗死、冠心病心律失常、心力衰竭、高血压、高脂血症等临床常见心血管系统疾病的治疗中，中医临床则主要见于真心痛、胸痹心痛、心悸、喘证、水肿、眩晕头痛、脱证等病证的治疗中，这些治疗方法充分体现了郭士魁先生活血化瘀、温通胸阳等学术观点在临床的具体应用。郭维琴教授与时俱进，在继承的同时，又结合现代疾病及现代人病理生理特点，进一步发扬、扩展，形成自己的诊疗体系，临床卓见成效。

五、善用对药及角药

郭维琴教授善于根据不同的治法，选用核心药物治疗，其中常配对或取三味药形成角药固定搭配应用，提高了临床疗效。

（一）常用对药浅析

1. 桑白皮、葶苈子

郭维琴教授认为，心力衰竭总的病机为气虚血瘀，阳虚水泛。正气内虚，感受外邪，伤及脾肾阳气，则使寒凝血瘀，水气不化，血瘀水泛，上凌心肺，外溢肌肤，表现为喘憋、水肿等症。证属本虚标实，心之阳气亏虚为本，瘀血、水停、痰饮为标。气虚、血瘀、水停是心力衰竭发生、发展的重要因素。《金匮要略·水气病脉证并治》言"血不利则为水"，《血证论》亦提出"治水即以治血，治血即以治水"。在心力衰竭的治疗中，郭维琴教授在益气活血的基础上，擅用泻肺利水药，以消退水肿、改善患者症状。常用泻肺利水药对如桑白皮、葶苈子。

《神农本草经》云："桑根白皮，味甘寒。主治伤中、五劳六极……补虚，益气。"《名医别录》言："无毒。主去肺中水气。"《药性论》亦指出桑白皮"能治肺气喘满，水气浮肿，主伤绝，利水道，消水气，虚劳客热，头痛，内补不足"。《本草纲目》言："桑白皮专于利小水……泻肺，利大小肠，降气散血。"关于葶苈子的记载，《神农本草经》言："葶苈，味辛，寒。主癥瘕积聚、结气、饮食、寒热、破坚逐邪、通利水道。"《名医别录》指出葶苈子"下膀胱水，伏留热气，皮间邪水上出，面目浮肿，身暴中风热痱痒，利小腹"。《开宝本草》亦载："疗肺壅上气咳嗽，止喘促，除胸中痰饮。"心力衰竭见喘憋、咯痰、水肿等症，多用桑白皮、葶苈子以泻肺利水。两药合用有增强心肌收缩力、减慢心率、降低静脉压的作用。

2. 蜜麻黄、淫羊藿

在治疗缓慢性心律失常中，郭维琴教授认为，该病病机为"虚、寒、瘀"，本虚为心脾肾阳虚，标实为血瘀、寒凝，治疗应以益气温阳、活血散寒为原则。因本病多为久病，病程较长，强调"治其本而不求速效"，遣方用药时，郭教授多选用药性平和之党参、黄芪健脾益气治本，选用淫羊藿、补骨脂温阳补肾培元，而少用大辛大温之附子、肉桂。麻黄为辛温解表之要药，功能发汗解表，平喘利水，蜜炙后，其发散之力减，而温通之功增。郭老师巧用炙麻黄，取其温通散寒之效，配合黄芪、党参、淫羊藿等补气温肾之品温通心阳、发越阳气。

《日华子本草》言淫羊藿"治一切冷风劳气，补腰膝，强心力"。《本草备要》亦言淫羊藿可"补命门，益精气，坚筋骨，利小便"。《本草纲目》载："淫羊藿味甘气香，性温不寒，能益精气。乃手足阳明、三焦、命门药也，真阳不足者宜之。"《本草正义》言："淫羊藿，禀性辛温，专壮肾阳，益气力、强志、坚筋骨，皆元阳振作之功。"蜜麻黄、淫羊藿合用益气温阳、温通心肾，可提高心率。

现代药理研究表明，麻黄的主要成分麻黄碱能兴奋肾上腺素能神经和直接兴奋心肌 β_1 受体及血管平滑肌而呈现正性肌力、正性频率作用，进而有提升心率的作用，可用于缓慢性心律失常的治疗。

3. 连翘、菟丝子

《神农本草经》言："菟丝子，味辛、平，主续绝伤，补不足，益气力，肥健人。"《药性论》提出菟丝子可"治男女虚冷，添精益髓，去腰疼膝冷"，说明菟丝子具有温阳补肾的作用。《神农本草经》言："连翘，味苦，平。主寒热，鼠瘘，瘰疬，痈肿，恶疮，瘿瘤，结热，蛊毒。"关于连翘，李杲云："散诸经血结气聚，消肿。"朱震亨云："泻心火，除脾胃湿热，治中部血证，以为使。"可见，连翘具有清热、解毒、散结、消肿等作用。

菟丝子、连翘，一性温、一性寒，两者配伍，相辅相成，温肾而不助热，解毒而不伤阳。在心系疾病的治疗中，郭维琴教授根据辨证，常巧用菟丝子、连翘以补肾益精、解毒清热，增加免疫功能。两药配合适用于肾阳不足，下元虚冷，遗尿尿频，腰膝酸软并见舌边尖红，心烦口渴或恶热汗出等症。也可用于早期支架植入术后见肾阳不足的患者。支架植入术类似于陈无择《三因极一病证方论》中所述的"金刃所伤"，中医认为，金刃所伤会造成局部的红肿热痛、热毒内结。热毒结于脉中，煎熬血液，导致血行不畅、瘀血内生，治疗应配伍解毒散结类药物。现代药理学研究表明，连翘具有显著的抗炎及解毒作用，具有广谱抗菌作用，对多种病原微生物均有抑制作用。

4. 五味子、灵磁石

《神农本草经》言："五味子，味酸，温。主益气，咳逆上气，劳伤羸瘦，补不足，强阴，益男子精。"《本草会编》言五味子可"生津液止渴、润肺、补肾、劳嗽"。2010年版《中华人民共和国药典》总结五味子的功用为收敛固涩，益气生津，补肾宁心。《神农本草经》言："磁石，味辛，寒。主周痹风湿、肢节中痛、不可持物、洗洗酸疼，除大热烦满及耳聋。"《本草便读》言磁石："纳气平喘。"《本草纲目》言磁石："明目聪耳，止金疮血。"后世将其功效总结为镇静安神，平肝潜阳，聪耳明目，纳气平喘。

五味子重在收涩，又可生津润肺，灵磁石重在重镇，又可解毒消痈，两者配伍，一酸温一苦寒。适用于冠心病、心力衰竭、心律失常证属气阴亏虚、肾阴不足见心神不宁、心烦躁扰、夜卧难安者，是郭维琴教授常用的安神药对。

5. 远志、炒酸枣仁

郭维琴教授善从"双心"论治心系疾病，临证时在益气通脉的基础上，重视"心藏神"的功能。心理、情绪异常的患者多伴有睡眠问题，她善调患者情绪、神志，而远志、酸枣仁是郭维琴教授常用的养心安神药对，常用于心肾不交所引起的失眠多梦、健忘、惊悸患者。

《神农本草经》云："远志，主咳逆，伤中，补不足，除邪气，利九窍，益智慧，耳目聪明，不忘，强志倍力。久服，轻身不老。"《药性论》言远志"治健忘，安魂魄，令人不迷，坚壮阳道"。《本草品汇精要》言远志"主安心神，止惊悸，膈气惊魇，妇人血噤失音，小儿客忤，心神健忘，安魂魄，令人不迷，坚壮阳道，主梦邪，长肌肉，助筋骨"。《神农本草经》云："酸枣，味酸平，主心腹寒热，邪结气聚，四肢酸疼湿痹，久服安五脏，轻身延年。"《名医别录》云："酸枣仁，主烦心不得眠……虚汗烦渴。"《新修本草》云："今方皆用仁，补中益肝，坚筋骨，助阳气，皆酸枣仁之功。"《本草纲目》称其能疗"烦渴虚汗之证"。《本草逢原》言酸枣仁"伤寒虚烦多汗及虚人盗汗，皆炒熟用之，总取收敛肝脾之津液也"。综上，远志既可解郁安神定悸又可温肾益智，酸枣仁宁心安神、敛汗生津，两药配伍，使心肾相交，可改善患者失眠、焦虑的情绪。

6. 合欢皮、夜交藤

郭维琴教授治疗心神不宁、夜卧不安常用的另一药对是合欢皮、夜交藤。《神农本草经》言："合欢，味甘，平。主安五藏，利心志，令人欢乐无忧。久服轻身、明目、得所欲。"《备急千金要方》言合欢皮"治咳有微热，烦满，胸心甲错，是为肺痈"。《本草纲目》提出合欢皮能"和血，消肿，止痛"。《本草再新》云夜交藤"味苦，性温，无毒。补中气，行经络，通血脉，治劳伤"。《本草正义》言夜交藤"治夜少安寐"。综上，合欢皮、夜交藤都有养心、解郁、安神的作用，且可活血、通血脉，适用于冠心病心绞痛伴失眠多梦、肌肉关节疼痛的患者。

（二）常用角药浅析

1. 郁金、枳壳、片姜黄

在冠心病、心力衰竭、心律失常等心系疾病中，多存在心气虚的病理基础，心气虚者，多有气滞血瘀，血脉瘀阻。中医认为，"气为血之帅""气行则血行"，故心系疾病的治疗强调理气药的使用。对于冠心病心绞痛发作频繁的患者，加用理气药有助于提高活血止痛的效果。在心力衰竭的治疗中，加用理气药可增强活血利水之效，正如张景岳指出的"凡治肿必先治水，治水者必先治气，若气不得化，则水必不利"。在临床中郭维琴教授常用郁金、枳壳、片姜黄以理气止痛，助血行，利水。

郁金首载于《药性论》，言其"治女人宿血气心痛，冷气结聚"。《本草经疏》云："郁金本入血分之气药，其治已上诸血证者，正谓血之上行，皆属于内热火炎，此药能降气，气降即是火降，而其性又入血分，故能降下火气，则血不妄行。"《本草纲目》提出"郁金入心，专治血分之病"。《药性赋》记载："枳壳……其用有四：消心下痞塞之痰，泄腹中滞塞之气，推胃中隔宿之食，削腹内连年之积。"《本草备要》言："枳壳……其功皆能破气，气行则痰行喘止，痞胀消。"古代片姜黄即为片子姜黄，作姜黄药用，而现代片姜黄已不作姜黄用，片姜黄为温郁金的主根茎。《本草经解》云："姜黄味辛苦大寒无毒。主心腹结积，疰忤，下气，破血，除风热，消痈肿，功力烈于郁金。"现代研究指出，片姜黄与温莪术、温郁金来源相同，主要含莪术油，包括莪术二酮、吉马酮、呋喃二烯、榄香烯等活性成分，具有抗肿瘤、抗炎镇痛、抗血栓凝血、增强机体免疫等药理作用。

郁金与片姜黄一苦寒、一辛温，一长理气、一善行血，相互补充，相须为用，以理气活血、止痛化瘀，对于胸闷、胸痛发作甚者，郭维琴教授常加理气宽胸的枳壳，更增强其化瘀行血、通络止痛的作用。

2. 丹参、红花、鬼箭羽

冠心病、心力衰竭都以气虚血瘀为基本病机，所以郭维琴教授在治疗冠心病、心力衰竭患者时均注重活血化瘀药的应用，常用的药物为丹参、红花、鬼箭羽。

《神农本草经》言丹参"味苦，微寒。主心腹邪气，肠鸣幽幽如走水，寒热积聚，破癥除瘕，止烦满，益气"。《本草纲目》曰："丹参色赤，味苦，气平而降，阴中之阳也。入手少阴，厥阴之经，心与包络血分药也……盖丹参能破宿血、补新血……其功大类当归、地黄、川芎、芍药故也。"现代研究表明，丹参有扩张冠脉、增加心肌血氧供应、减慢心率、抑制心肌收缩力、抗自由基、抗脂质过氧化、保护心肌、降低总胆固醇、抗血小板聚集等作用。红花又称红蓝花，始载于《开宝本草》："红蓝花，味辛，温，无毒。主产后血晕口噤，腹内恶血不尽绞痛，胎死腹中。"《本草纲目》言其"活血润燥，止痛散肿，通经"。《本草汇言》云："红花，破血、行血、和血、调血之药也。"鬼箭羽，《神农本草经》又称卫矛，其"味苦，寒。主女子崩中下血，腹满汗出，除邪，杀鬼毒、蛊疰"。《本经逢原》言："鬼箭，专散恶血。"《药性论》称其"破陈血，落胎。主中恶腰腹痛"。

丹参不仅养血活血，且其性凉，有清心安神之用，配合红花活血止痛。鬼箭羽散恶血、破陈血，对于冠心病胸痛发作严重、频繁，舌暗淡有瘀斑，或伴有肿块等血瘀症状严重者，鬼箭羽可进一步加强丹参、红花活血通络的作用。

3. 薤白、川芎、荜茇

心系疾病的临床治疗中，心气虚伴有心阳衰微时，郭维琴教授常加用一些温补肾阳、温通心阳的药。如《金匮要略》

之"阳微阴弦"证，症见平素久坐少动，或遇寒受凉、劳累发作，胸痛胸闷时作，痛及后背，后背怕凉，伴倦怠乏力、气短、手足不温，舌淡暗，脉沉无力者，治疗应以益气活血、宣痹通阳为法，常用药物为薤白、川芎、荜茇。

薤白，《神农本草经》言其"主金疮疮败。轻身不饥，耐劳"。《名医别录》载其能"除寒热，去水气，温中散结"。《本草纲目》云："薤白，辛、苦、温、滑，无毒……治少阴病厥逆泄痢，及胸痹刺痛，下气散血，安胎。"孙思邈提出"心病宜食之"，强调了薤白在心系疾病中的应用。《神农本草经》中记载川芎为芎䓖，指出其"味辛，温。主中风入脑头痛，寒痹筋挛缓急，金疮，妇人血闭无子"。《本草汇言》言其"上行头目，下调经水，中开郁结，血中气药"。《名医别录》记载川芎"除脑中冷动……诸寒冷气，心腹坚痛，中恶卒急肿痛，胁风痛，温中内寒"。《开宝本草》言荜茇"味辛，大温，无毒。主温中下气，补腰脚，杀腥气，消食，除胃冷，阴疝，痃癖"。《日华子本草》云荜茇"治霍乱冷气，心痛血气"。

薤白辛散苦降，上行心胸以通胸中阳气、散阴寒之凝结。川芎辛散善行，为血中之气药，携阳气以达病所，有助于气血的循行。荜茇助薤白益心气、温通心阳。

4. 泽兰、猪苓（茯苓）、车前子

在心力衰竭的治疗中，郭维琴教授重视"气""血"与"水"的关系，认为心力衰竭的基本病机是本虚标实之证，心之阳气（或兼心阴、心血）亏虚为本，瘀血、水停、痰饮为标，心气虚是病理基础，血瘀是中心病理环节，痰饮和水湿是主要病理产物。针对痰饮、水湿等病理产物，郭维琴教授

常用的利水药物为泽兰、猪苓、茯苓、车前子。正如《血证论》言："治水即以治血，治血即以治水。"

《神农本草经》记载泽兰"味苦，微温。主乳妇内衄，中风余疾，大腹水肿，身面、四肢浮肿，骨节中水，金创，痈肿创脓"。《日华子本草》言其可"通九窍，利关脉，养血气，破宿血，消癥瘕……消扑损瘀血"。可见泽兰既有利水又有活血之作用。猪苓、茯苓是临床常用淡渗利湿药，《神农本草经》记载："猪苓，味甘，平。主痎疟，解毒，蛊疰不祥，利水道。""茯苓，味甘，平。主胸胁逆气，忧恚，惊邪恐悸、心下结痛、寒热、烦满、咳逆，口焦舌干，利小便。"对于两者区别，《本草纲目》称猪苓"能开腠理，利小便，与茯苓同功。但入补药不如茯苓"。《本草分经》言："猪苓升而能降，利湿行水，与茯苓同而泄更甚，利窍，发汗，解湿热。"郭维琴教授临床常二药同用，以加强利水渗湿健脾的作用。另一常用药物为车前子，《医学衷中参西录》记载："车前子能利小便，而性兼滋阴，可为补肾药之佐使。"《汤液本草》言其"能利小便而不走气，与茯苓同功"。泽兰、猪苓、茯苓、车前子几药合用，共奏活血利水之功。

5. 苍术、白术、茯苓

脾胃主运化，为后天之本，气血生化之源，郭维琴教授在心系疾病的治疗中强调脾胃的调补。一则健脾气，二则渗脾湿，三则温脾阳，常用党参、黄芪益气健脾，培补中焦。脾为阴土，湿邪亦困脾，因此"治脾不理湿，非其治也"。郭维琴教授常在补脾气的同时亦兼顾脾湿，针对脾虚湿盛者，多配伍炒白术、炒苍术、茯苓。另外，久服西药，脾阳受损，食凉腹泻、四肢怕冷、寒湿内生者，可配伍干姜、毕澄茄以温中阳、化寒湿。

《神农本草经》记载："术，味苦温，主风寒湿痹、死肌、痉疸，止汗，除热，消食。"《神农本草经》苍术、白术不分。后世刘元素曰："白术除湿益燥，和中补气……凡中焦不受湿不能下利，必须白术以逐水益脾。""苍术与白术主治同，但比白术气重而体沉，若除上湿发汗，功最大；若补中焦，除脾胃湿，力少不如白术。"临床中，苍术、白术、茯苓同用，可加强健脾益气、除湿利水之力。

6. 莪术、昆布、浙贝母

莪术首载于《药性论》，曰："治女子血气心痛，破痃癖冷气，以酒醋磨服，效。"《本草从新》记载："蓬莪术，辛、苦而温，主一切气。又能通肝经、聚血行气、消瘀通经、化食止痛。"莪术属破血行气药，其化瘀之力较一般活血药更强，且具有行气疏肝的作用。昆布始见于《吴普本草》，曰："纶布，一名昆布。酸、咸，寒，无毒。消瘰疬。"《名医别录》记载："昆布，味咸，寒，无毒。主治十二种水肿，瘿瘤聚结气，瘘疮。"昆布味咸，具有软坚散结的作用，可用于治疗一些痰结类疾病。浙贝母功善散结解毒、清热化痰，《神农本草经》记载："味辛，平。主伤寒、烦热、淋沥、邪气、疝瘕、喉痹、乳难、金疮、风痉。"《药性论》载贝母"主胸胁逆气"。《本草纲目易知录》云："浙贝母，解风热，消痈肿，最良。""功专散结除热，消肿败痈。"

（三）核心用药

郭维琴教授认为，心系疾病的共同病机中心气虚为发病之本，依据"心主血脉"为心的基本生理功能，主张将益气活血通脉之法用于心系疾病的治疗中，并将其贯穿治疗始终。

1. 常用益气药

（1）党参、黄芪：《本草蒙筌》言："参、芪甘温，俱能补益，证属虚损，堪并建功。但人参惟补元气调中，黄芪兼补卫气实表。"《药镜》亦云："人参养气，无黄芪而力弱。"党参配黄芪，补气培元，补脾益肺为君，以后天益养先天，如是则诸气治而元气足，从而五脏得以给养，心气得以充足，肺脾之气充盛，肾气亦得到补益。正如《景岳全书·诸气》所言"血非气不化""血无气不行"，气足血旺则血脉循行通畅。郭老师常以党参、黄芪为益气扶正的重要用药。心主血脉，肺主呼吸，心肺同居胸中，宗气积聚胸中以贯心脉。宗气由肺所吸入的清气和脾胃所化生的水谷精微之气组成，宗气的生成与脾胃、肺的功能密切相关，并成为影响心脉循行的主要因素。若脾胃运化功能减弱，宗气生成不足，无力推动血液循环，血行不畅，心脉瘀血阻滞，易导致心系疾病的生成。通过补益脾、肺之气而达到补心气，这是郭老师在心系疾病治疗中益心气用药的特点之一。

（2）黄精、太子参：太子参甘、微苦、平，归脾、肺经，该药药性平和，为清补之品，既能益气，又能补阴。郭老师对于虚不受补或虚而有热者，常以太子参配合甘寒质润的黄精，平补肺、脾、肾三经之气，以防党参、黄芪药性过热伤阴。患者轰然发热，心悸、怔忡，舌红，脉细数，属于阴虚内热者，黄精配太子参益气养阴为君药最为适合。

2. 常用活血化瘀通脉药

郭维琴教授将丹参、红花、当归、桃仁、赤芍、白芍、川芎、鸡血藤、鬼箭羽等灵活应用于各种心系疾病中，在利用这些药物活血化瘀作用的同时，还非常善于利用每味活血药的不同特点，经常有一箭双雕的效果。

（1）养血活血药：用于血瘀证伴有血虚不足患者，临床表现为胸痛、胸闷，伴有头晕眼花，面色无华，失眠多梦，舌淡暗有瘀斑，脉弦细。常用如下药物：

丹参：苦，微寒，入心、肝经。苦能泄降，微寒清热，入血分，多为妇科常用药，有"一味丹参，功同四物"之说。丹参的作用类似于四物汤，所以养血活血为其主要特点。另外，丹参可凉血清心以安神，对心血管病患者，其为活血养血安神之效最佳者。丹参活血作用强于当归，补血作用与当归类似，二药合用养血活血作用最佳。郭老师也常加入红花以增强活血化瘀之功。

当归：甘、辛，温，归肝、心、脾经。甘温质润，长于养血补血，为补血要药；辛散活血，又善活血止痛。甘润而不滞，辛散而不燥，补中有行，行中有补，为血中之圣药。郭老师常以当归与山茱萸、枸杞子配合使用，养血柔肝，增强滋补肝肾作用；又以当归配合白芍，活血定痛，用于血虚所致的胸背痛等。

鸡血藤：苦、微甘，温，归肝、肾经。甘温通利，养血活血，舒筋活络，用于血瘀证、血虚证。对于高血压致肢体麻木拘急时用鸡血藤尤为适宜。郭老师常以鸡血藤配合当归益气养血活血；配合伸筋草、桑寄生等活血舒筋通络。

（2）化瘀活血药：用于血瘀证胸痛发作重，夜间发作频繁，或伴有其他部位疼痛的患者，舌紫暗或有瘀斑，脉弦。常用如下药物：

红花：辛，温，入心、肝经。活血通经，祛瘀止痛，因其性味辛温，故通经活络作用强。用于冠心病，可增加冠状动脉血流量，缩小心肌梗死面积，还有一定的降压作用。

鬼箭羽：《本经逢原》言："鬼箭，专散恶血。"《药性论》又言其有"破陈血"之功。冠状动脉粥样斑块的形成以及心系疾病中的"瘀血"，均非"一日之寒"，故需破血祛瘀才能达到血脉通畅的目的。临床对于胸痛严重、发作频繁、舌暗淡或有瘀斑或伴有肿块等"血瘀"症状严重的患者，用以破瘀除浊的鬼箭羽散恶血、破陈血，可进一步加强丹参、红花活血通络作用。

赤芍、白芍：赤芍，苦，微寒，入肝经，凉血活血，消痈散肿；白芍，苦、酸，入肝经，养血敛阴，柔肝止痛，平抑肝阳。两药合用，养血活血，凉血柔肝，用于肝火上扰、肝肾阴虚、肝阳上亢患者。赤芍与连翘配合，活血解毒，凉血清热，常用于伴有疖肿的患者。

桃仁：苦、甘，平，归心、肝、大肠经。味苦能泄降导下以破瘀，味甘能和畅气血以生新，善祛血分之瘀滞，还能润肠下气通便，故用于伴有大便干结者效用更好。桃仁多与红花配合以增强活血破瘀作用。

蒲黄、五灵脂：二药合方为"失笑散"，能活血化瘀，散瘀止痛。

（3）行气活血止痛药：用于血瘀证伴胸闷、憋气、胁肋不适、情志不畅、急躁易怒等肝经症状的患者。常用如下药物：

川芎：辛，温，归肝、胆、心包经。川芎辛散温通，行气活血通经，开郁止痛，为血中之气药。川芎上行头目载药以行，能祛风止痛。该药活血作用强而不破血，理气而不伤气。对于寒凝心脉，气机不畅，血阻心脉不通而痛者，郭老师常以川芎佐以荜茇、薤白辛散行气活血，宣痹通阳止痛。对于肝阳上亢、头晕头痛者，以川芎配合钩藤、菊花散风平肝理气止痛；对于心肾阳虚、瘀阻心脉的"迟脉证"，以川芎配合炙麻黄、淫羊藿，辛散行气活血，温阳补肾益精。

郁金、片姜黄：郁金辛、苦，寒，归肝、胆、心经，其辛散活血散瘀以止痛，疏肝行气以解郁，为"血中之气药"。片姜黄辛苦、温，归肝、脾经，外散风寒，内行气血，通络止痛，尤善治疗寒凝血滞、经络不通之肩背痛。郭老师常以郁金、片姜黄临床配伍治疗冠心病心绞痛。

（4）破血消瘀散结药：用于血瘀证有癥瘕结聚症状的患者。常用如下药物：

三棱、莪术：三棱，苦，平，归肝、脾经，苦平泄降，既入血分以破血散瘀消癥，又入气分消积止痛，为攻坚破积要药。莪术，辛、苦，温，归肝、脾经，辛散苦泄温通，调达气血以破血行气，消癥除瘕。三棱破血祛瘀之力为佳，莪术行气止痛功用较强，郭老师常以二药相配，用于防治"支架术后再狭窄"所致的动脉粥样斑块血栓形成。

六、诊治特点突出

（一）四诊合参，注重细节

郭维琴教授诊病注重四诊合参，尤其注重细节。郭老师认为详尽细致的四诊资料能够提供患者的准确信息，掌握这些信息才能正确辨证，予以恰当的审病求因，辨证施治，依法用药。正如《素问·阴阳应象大论》言："善诊者，察色按脉，先别阴阳；审清浊，而知部分；视喘息，听音声，而知所苦；观权衡规矩，而知病所主；按尺寸，观浮沉滑涩，而知病所生。以治无过，以诊则不失矣。"又如《素问·疏五过论》云："凡欲诊病者，必问饮食居处……必问贵贱……必知始终。"郭老师的每一份病历，对心系疾病患者的各种症状，如面色、声音、寒热、饮食、二便、睡眠、舌脉，以及血压、心率、心肺听诊、各种检查报告结果，无不清楚、详细地予以描述、记载，尤其对脉象的描述，细致到寸口脉的弦盛、迟脉的不足等，都一一分列清楚。翻阅患者的病历，能够清晰地看到病情变化以及用药加减的脉络。郭老师能够准确地辨证选方用药，而且效如桴鼓，其主要原因之一在于她获取了详尽的四诊资料为辨证基础。

（二）标本兼顾，以本为要

郭维琴教授认为，由于生理特点决定，心系疾病以本虚标实为多。她依据《黄帝内经》"正气存内，邪不可干""邪之所凑，其气必虚"理论，认为正气亏虚为心病发病之本，遵照"治病必求其本"原则，郭老师认为，心系疾病的治疗应该在标本兼顾的基础上，更强调以本为要的治疗观念。

（三）衷中参西，西为中用

首先是"衷中"。郭维琴教授认为，扎实的中医基础理论和规范的中医思维方法是中医诊疗疾病的基础。她倡导要学习经典医著，这是中医学习的基础和关键。郭老师指出，深入理解和领悟中医基础理论，是指导中医临床实践的重要保证。同时还要对药物进行深入理解，才能达到医药的统一结合，才能取得良好的疗效。

其次是"参西"。郭维琴教授习得父亲的工作方法，善于把现代医学的知识、理论、技术与中医临床与研究相结合，时刻关注和重视用现代科技手段研究和发展中医学，从而在继承中发展了中医心系疾病的诊治思路。郭老师把中医理论和现代医学的诊疗手段相结合，进一步推动了中医学理论研究和临床实践的进步与发展。通过试验研究结果更好地指导了中医临床实践，从而促进中医临床实践疗效的提高，这是"西为中用"的结果，也是中西医结合研究的最终目的。

（四）用药轻灵，平和稳健

郭维琴教授秉承父亲对药物性味、效用、配伍等内容的深入理解，常用的临床处方中从无大辛大热、大苦大寒的药物，更无名贵、稀少、罕见药材，用药以轻灵、平和、稳健为特点，药量规范，配伍合理。从每一张临床处方中都能够看到郭老师严谨、认真、平易、稳健、不张扬的用药特点。郭老师用药补益而不滋腻，活血而不伤气，祛邪而不伤正。因为辨证准确，郭老师能够在平凡的药物应用中取得显著的效果，可谓平凡之中见功夫。此外，对药、角药的使用也是郭老师用药特点之一，如：党参、黄芪，黄精、太子参，补骨脂、菟丝子，郁金、枳壳、片姜黄，丹参、红花，白蒺藜、皂角刺，灵磁石、远志、炒酸枣仁，荔枝核、橘核，木瓜、伸筋草，茯苓、白术、荜澄茄，莪术、三棱，连翘、菟丝子，枸杞子、山萸肉，女贞子、墨旱莲，桑白皮、葶苈子，等等。通过对药或角药的使用，从而能够充分发挥出药物间相互协调、帮助的作用。

（五）与时俱进，拓宽中医治疗路径

与时俱进，拓宽中医治疗路径是郭维琴教授在科研学术方面的特点之一。郭老师继承了父亲郭士魁先生不怕困难、勇于探索的精神，在花甲之年仍坚持不断学习和完备自己的现代医学知识。当冠状动脉介入治疗后再狭窄问题在医学领域刚一出现，就被时刻关注现代医学发展、目光敏锐的郭老师发现了。她不仅认真学习和研究了支架后再狭窄的复杂西医病变机制，而且很早就开始了这一方面的中医理论和临床的探索，并创新性地借用外科"炎症"理论与中医"不内外因"的金创伤理论形象地揭示了支架后再狭窄的中医病变机制，提出按时间分期治疗和筛选出药效用药，并应用于临床，有效缓解了支架后再狭窄患者的症状。在心系疾病中，若辨证属于血瘀较重、或胸痛较甚、或冠脉狭窄较重、或支架术后患者，郭老师认为属痰瘀互结，应酌情使用破血药、软坚散结药，常根据辨证配伍莪术、昆布、浙贝母等散结药，以加强活血化瘀的作用。

参考文献

［1］邓乃哲，姜玉梅，陈会娟，等.郭维琴教授双心治疗冠心病PCI术后焦虑的体会［C］.中华中医药学会.中华中医药学会血栓病分会第七次学术研讨会暨河北省中医药学会健康营养药膳专业委员会学术会议论文集.2013：269-271.

［2］刘燕池，雷顺群.中医基础理论［M］.北京：学苑出版社，

2005：54–55.

[3]郭维琴.郭维琴临证精华[M].北京：人民军医出版社，2006：105–109.

[4]梁晋普，王亚红.郭维琴教授从脾胃论治冠状动脉粥样硬化性心脏病经验[J].环球中医药，2011，4（3）：223–225.

[5]梁晋普，王亚红，帅东亚.郭维琴教授辨治心律失常经验[J].现代中医临床，2016，23（5）：5–10.

[6]邓六勤，吴宝仪，陈洁，等.中药红芪化学成分及其药理作用研究进展[J].中国药物经济学，2013（S3）：36–39.

[7]王亚红，秦建国，梁晋普.郭维琴教授治疗心力衰竭的经验[J].北京中医药大学学报（中医临床版），2009，16（3）：23–24.

上篇／大医之路

中篇

临证验案

第一章 郭维琴教授诊治胸痹心痛病经验

一、胸痹心痛病提要

凡风寒邪气侵袭，或情志所伤，或脏腑所伤致心系脉络瘀阻，出现胸部闷痛阵作，甚则胸痛彻背，或兼短气、喘息不得卧的病证，都属于胸痹心痛。

《黄帝内经》对胸痹心痛有详细描述，如《素问·藏气法时论》言："心病者，胸中痛，胁支满，胁下痛，膺背肩胛间痛，两臂内痛。"《灵枢·厥痛》言："真心痛，手足青至节，心痛甚，旦发夕死，夕发旦死。"并提出了五种厥心痛，与现代所言的胸痹心痛病症相一致。其中的肺心痛，"卧若徒居，心痛间；动作痛益甚，色不变"，与现代医学的劳力型心绞痛非常相似。

汉代张仲景《金匮要略·胸痹心痛短气病脉证治》对胸痹诊治做了详细论述："脉当取太过不及，阳微阴弦，即胸痹而痛，所以然者，责其极虚也。今阳虚知在上焦，所以胸痹心痛者，以其阴弦故也。"提出了以温阳散寒为主治疗胸痹心痛的九方，其中的瓜蒌薤白剂为后世治疗胸痹心痛的常用方。

宋金元时期，医家重视内虚发病，对因虚致心痛比较重视。如《太平圣惠方·治九种心痛诸方》曰："夫卒心痛者，由脏腑虚弱，风邪冷热之气，客于手少阴之络，正气不足。"

治疗时扶正祛邪及温阳通络法应用广泛。

清代是活血化瘀治法应用的鼎盛时期，具体有活血兼以补气、补血，以及用虫类药通络等，化瘀之法灵活多变，颇具代表性的医家有王清任、唐容川和叶桂。唐容川在《血证论》中指出，血虚亦可致瘀，治疗宜补血祛瘀。《医林改错》提出以血府逐瘀汤治疗胸痹心痛。

二、病因病机

郭维琴教授认为，胸痹的病因主要包括劳倦过度、年老体弱、饮食不节、七情内伤等几个方面。若劳倦过度，耗伤正气，心气亏虚，不能推动血液的正常运行，血液瘀滞，日久成瘀，阻于心脉，导致胸痹。年老体虚者阴阳两虚，阳虚则温煦无权，胸阳不振，则行血无力，以致瘀血阻络；阴虚则脉道不充，血行不畅，导致瘀血停滞。饮食不节，嗜食肥甘，脾胃受损，水谷不化精微，聚湿成痰，阻遏气机，血行不畅致心系络脉痹阻。心为五脏之主，七情内伤，无论喜、怒、忧、思、悲、恐、惊，均可导致气机逆乱，血行不利，不通则痛，发为胸痹。胸痹病位在心，为本虚标实，本虚为气、血、阴阳亏虚，标实为血瘀、痰浊、寒凝、气滞。主要病理为心系脉络瘀阻，心脉不通。胸痹辨证涉及脏腑辨证及气血津液辨证两大体系。近年流行病学调查显示：冠心病、心绞痛患者，大多具有血瘀证；本虚方面，气虚所占比例最高。20世纪80年代，郭维琴教授首先提出气虚血瘀是冠心病患者的基本病机，治疗上应以益气活血为根本大法。通过多年的临床观察、总结及调整，郭老师最终确立了治疗胸痹心痛的基本方——益气通脉汤。

三、治疗胸痹心痛病的核心方药

自拟益气通脉汤药物组成主要有党参、生黄芪、丹参、红花、鬼箭羽、郁金、枳壳、片姜黄。

功用：益气通脉，调气和血。

配伍特点：以党参、黄芪补益心气为君，丹参、红花、鬼箭羽活血通脉为臣，郁金、枳壳、片姜黄调气和血为佐使药。臣药与佐使药均有三药成角的特点，协同君药补气以固本，理气以条达，和血以通脉。

益气通脉汤主治胸痹心痛属气虚血瘀证者，症见胸痛时轻时重，以隐痛为主，遇劳加重或诱发。兼见气短乏力、心悸、自汗、面色㿠白等。舌暗淡，舌体胖有齿痕，脉弱无力。

四、胸痹心痛病医案实录

（一）冠状动脉搭桥术（冠脉介入术）后胸痛

【案一】陈旧前壁心肌梗死支架植入术后再狭窄

患者拓某，男，58 岁。2020 年 1 月 21 日初诊。

主诉：胸骨后疼痛 2 月余。2 月余前患者出现胸骨后持续性疼痛，胸痛剧烈伴大汗出，就诊于当地医院。行冠脉造影示：前降支 100% 闭塞，第一对角支开口中段 70% 狭窄，回旋支 60% 狭窄，中间动脉中段 90% 狭窄，诊为"冠心病、急性前壁心肌梗死"。于前降支中段、远段各植入支架 1 枚。2

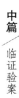

中篇／临证验案

月来患者仍有间断性胸痛发作，为求进一步诊治，今日至我院门诊就诊。刻下症：偶有胸闷胸痛，食欲好，大便溏薄，色黑，1～2次/日，小便正常。血压125/76mmHg，双肺呼吸音清，未闻及干湿啰音，心率65次/分，律齐，未闻及杂音。既往高脂血症、乙肝病史。舌红少津，中剥脱，有瘀斑瘀点，脉沉细。

辨证：气阴两虚，瘀血内阻。

治法：益气养阴，活血通脉。

处方：

太子参 15g	黄精 10g	丹参 20g	红花 10g
鬼箭羽 12g	郁金 10g	枳壳 10g	片姜黄 10g
沙参 10g	麦冬 10g	莪术 10g	昆布 10g
浙贝母 10g	炒白术 10g	苍术 15g	茯苓 15g

14剂，水煎服，每日1剂。

二诊（2020年2月4日）：药后胸闷胸痛发作次数减少，口干舌燥，大便由黑变黄，成形，食欲好，食后腹胀，大便1次/日。舌薄腻，质暗红，脉沉细弦。

处方：

太子参 15g	黄精 10g	丹参 20g	红花 10g
鬼箭羽 12g	郁金 10g	枳壳 10g	片姜黄 10g
莪术 10g	昆布 10g	炒莱菔子 12g	炒谷芽 15g
浙贝母 10g	炒白术 10g	苍术 15g	茯苓 15g
炒稻芽 15g			

14剂，水煎服，每日1剂。

三诊（2020年2月18日）：药后乏力减轻，胸闷、胸痛均未发作，大便色黄，成形，口干喜饮，有痰，痰色黄质黏，头晕，蹲下站起时更明显，食欲好，睡眠不实，易醒，醒后可再入睡。舌苔白腻，舌边尖红，舌体胖有齿痕，脉沉细弦。

处方：

党参 10g	红芪 10g	丹参 20g	红花 10g
鬼箭羽 12g	郁金 10g	枳壳 10g	片姜黄 10g
莪术 10g	昆布 10g	连翘 15g	制远志 6g
浙贝母 10g	炒酸枣仁 15g	苍术 15g	

14 剂，水煎服，每日 1 剂。

【验案评析】

现在随着介入技术的发展，越来越多的冠心病患者接受支架手术治疗，但许多患者行支架术后仍有胸痛发作，这些冠心病支架术后胸痛的患者可参照胸痹辨治。对此，郭维琴教授临床上分三期治疗，支架术后 1 个月内为第一期，这时血管被支架金刃损伤，局部红肿热痛，炎症反应明显，治疗重点是清热凉血解毒，常用连翘、山慈菇、牡丹皮、赤芍等药物；支架术后 1 个月至半年内为第二期，这个阶段血管内皮修复过度增生，平滑肌细胞增殖迁移，血管易再次出现狭窄，可能有新的血瘀形成，治疗重点是破血逐瘀、软坚化结，常用莪术、昆布、浙贝母等药物；支架术半年后再次出现胸痛，可参照胸痹辨治。本病例支架术后近 2 个月，属于第二期，这期治疗重点是破血逐瘀、软坚化结，所以在益气活血的基础上加用莪术、昆布、浙贝母等药物，防止新的血瘀形成，以预防支架术后冠脉再狭窄。通过该病例，可以了解郭维琴教授分期治疗冠心病支架术后胸痛的临床经验。

中篇／临证验案

【案二】支架植入术后

患者贺某某，男，65 岁。2019 年 9 月 24 日初诊。

主诉：心前区疼痛 5 年。5 年前因心前区疼痛于当地医院诊断为"冠心病"，植入支架 1 枚。介入治疗后 1 年再发胸闷胸痛，半年前心痛发作次数明显增多。睡眠尚可，食欲好，大便不干，排便困难，1 次 / 日。既往心房纤颤 8 年，现为阵发性房颤伴心悸，素有糖尿病、高脂血症、痔疮，否认高血压、脂肪肝、左颈前动脉闭塞。舌胖苔薄白腻，脉沉弦，寸口盛。

辅助检查（当地医院）：24 小时动态心电图：窦性心律，心房纤颤，最慢心率 48 次 / 分，最快心率 148 次 / 分，平均心率 81 次 / 分。室性早搏 255 次 /24 小时。刻下血压 142/80mmHg，心率 128 次 / 分。心电图：心房纤颤（快速）。

辨证：气虚血瘀，肝血不足。

治法：益气活血，养血安神。

处方：

党参 20g	红芪 10g	丹参 20g	红花 10g
鬼箭羽 12g	郁金 10g	片姜黄 10g	五味子 10g
煅灵磁石 30g先煎	制远志 6g	炒酸枣仁 15g	生白术 20g

14 剂，水煎服，每日 1 剂。

复诊（2019 年 10 月 15 日）：服药后乏力、胸闷痛减轻。近日因情绪激动诱发右眼角红，分泌物增多，大便干燥伴出血，色鲜红。食欲好，睡眠好，舌胖苔薄腻，脉沉弦。最快心率 111 次 / 分，心音强弱不等，律绝对不齐。血压 116/77mmHg。心电图：心房纤颤。

处方：

党参 20g　　　红芪 10g　　　丹参 20g　　　红花 10g

鬼箭羽 12g　　郁金 10g　　　片姜黄 10g　　牡丹皮 10g

赤芍 15g　　　石斛 10g　　　连翘 15g　　　煅灵磁石 30g^{先煎}

制远志 6g　　　生白术 20g　　全瓜蒌 20g　　地榆 10g

炒酸枣仁 15g

14 剂，水煎服，每日 1 剂。

【验案评析】

患者为冠心病支架植入术后，阵发房颤，诊断明确。患者以胸闷胸痛为主要表现，活动后诱发，乏力，大便无力，舌胖苔薄白腻，脉沉弦。中医诊断为胸痹心痛，属气虚血瘀证。针对胸痹心痛，以益气通脉汤加减益气活血，通络止痛药物治疗。患者促脉证，脉弦，考虑血虚肝旺，扰动心神，故予安神四味（五味子、灵磁石、远志、炒酸枣仁）养血重镇安神。白术，甘苦温，归脾、胃经，有补脾益气、燥湿利水作用。脾苦湿，急食苦以燥之。甘补脾，温和中。白术性温而质润多汁，祛湿而不伤脾阴。《医学启源》言白术"除湿益燥，和中益气，温中，去脾胃中湿"。故此处白术主要用于脾虚运化不利导致的诸症。二诊时患者胆经郁热，在上表现目赤、分泌物增多，在下表现便秘、痔疮出血。治疗上加连翘、地榆、牡丹皮、赤芍、瓜蒌清肝泻热通便。需注意的是心律失常患者往往伴有焦虑，用镇静安神类药物可以缓解患者的紧张情绪，改善症状，减少房颤发作。

【案三】心脏搭桥术后

患者刘某某，女，76 岁。2018 年 9 月 11 日初诊。

主诉：心前区疼痛十余年。十年前因心前区疼痛于某专科医院行搭桥术，术后两年又出现心前区疼痛。刻下：乏力气短，心前区疼痛彻背，畏寒背凉，足底凉，头晕，背酸痛，食欲好，食后胀满，反酸。进凉食后腹胀较重，心悸。既往有高血压、高脂血症病史，否认糖尿病病史。长期服用降脂、降压药物。舌胖大有齿痕，苔薄腻，脉沉细弦，寸口盛，尺不足。血压 133/65mmHg，心率 60 次 / 分，律齐。当地医院检查心脏彩超提示：节段性室壁运动异常，主动脉瓣中度反流，二尖瓣轻度反流，三尖瓣中度反流；心电图示：窦性心动过缓，心率 57 次 / 分。

辨证：气虚血瘀，脾虚气滞。

治法：益气活血，健脾理气调胃。

处方：

党参 15g	红芪 20g	薤白 10g	荜茇 6g
川芎 10g	丹参 20g	红花 10g	鬼箭羽 12g
郁金 10g	枳壳 10g	羌活 10g	伸筋草 12g
炒白术 12g	砂仁 6g^{后下}	鸡内金 10g	乌贼骨 12g
佛手 10g			

14 剂，水煎服，每日 1 剂。

复诊（2019 年 1 月 15 日）：患者服药后胸痛彻背、食后胀满等症状减轻。反酸好转，故未再诊。近日背部隐痛，咽部有灼热感再次来诊。食欲较好，二便正常。舌暗，苔薄白，脉沉弦细。复查心电图示：窦性心律，大致正常。

处方：

党参 15g	红芪 20g	薤白 10g	荜茇 6g
川芎 10g	丹参 20g	红花 10g	郁金 10g

片姜黄 10g	羌活 10g	伸筋草 12g	鸡内金 10g
乌贼骨 12g	鬼箭羽 12g	煅瓦楞子 15g先煎	山萸肉 12g
桑螵蛸 12g	补骨脂 12g		

14 剂，水煎服，每日 1 剂。

三诊（2019 年 3 月 19 日）：患者间断停药，近一周来无明显诱因再次出现左胸及左胁肋疼痛，心悸，偶有烧心反酸，乏力，食欲一般，二便正常。靠安眠药维持睡眠已两个月。舌质暗红，苔厚腻微黄，脉弦细。心率 73 次 / 分，律齐。血压 145/63mmHg。

处方：

党参 15g	红芪 20g	薤白 10g	荜茇 6g
川芎 10g	丹参 20g	红花 10g	鬼箭羽 12g
郁金 10g	片姜黄 10g	皂角刺 3g	夜交藤 20g
合欢皮 20g	制远志 6g	炒酸枣仁 15g	藿香 10g
佩兰 10g	菖蒲 10g	砂仁 6g后下	伸筋草 12g
鸡内金 10g	乌贼骨 12g		

14 剂，水煎服，每日 1 剂。

四诊（2019 年 4 月 2 日）：服药后乏力心悸减轻，胸部疼痛未发作，畏寒减轻，但仍有双足底凉。偶有反酸，仍不易入睡，食欲好，大便溏 1 ～ 2 次 / 日。苔薄白，舌暗，脉细弦。心率 62 次 / 分，律齐。血压 147/59mmHg。

处方：

党参 15g	红芪 20g	丹参 20g	红花 10g
鬼箭羽 12g	郁金 10g	皂角刺 3g	赤芍 15g
白芍 15g	川楝子 10g	夜交藤 20g	合欢皮 20g
制远志 6g	炒酸枣仁 15g	乌贼骨 12g	姜半夏 10g

细辛 3g

14 剂，水煎服，每日 1 剂。

五诊（2019 年 4 月 16 日）：服药后左胸痛减轻，仍局部发紧，喜太息，偶发心悸，有反酸，大便溏，入睡困难。舌质暗，苔薄腻，脉沉弦。心率 61 次 / 分，律齐。血压 145/97mmHg。

处方：

党参 15g	红芪 20g	丹参 20g	红花 10g
鬼箭羽 12g	郁金 10g	枳壳 10g	皂角刺 3g
赤芍 15g	白芍 15g	夜交藤 20g	制远志 6g
炒酸枣仁 15g	煅灵磁石 30g^{先煎}	细辛 3g	川牛膝 10g
炒白术 12g	苍术 15g	茯苓 15g	鸡内金 10g

14 剂，水煎服，每日 1 剂。

六诊（2019 年 4 月 30 日）：平时左胸痛很少发作，心悸未发作，仍入睡难，易醒，畏寒。食欲好，大便 1 ～ 4 次 / 日，不成形。舌体胖大，舌质暗红，苔薄白，脉左沉弦，右细弦。心率 69 次 / 分，律齐。血压 134/62mmHg。心电图示：窦性心律。

处方：

党参 15g	红芪 20g	薤白 10g	细辛 3g
丹参 20g	红花 10g	鬼箭羽 12g	郁金 10g
片姜黄 10g	皂角刺 3g	川芎 10g	炒白术 12g
苍术 15g	干姜 6g	茯苓 15g	莲子肉 10g
诃子 10g	鸡内金 10g	砂仁 6g^{后下}	

14 剂，水煎服，每日 1 剂。

【验案评析】

该患者心脏搭桥术后超声心动图提示：节段性室壁运动异常，现时有胸痛不适。西医诊断：冠心病，心脏搭桥术后，不稳定型心绞痛。患者长期口服降脂、抗血小板聚集二级预防药物及改善心肌供血药物，食后胀满，反酸，进凉食后腹胀较重，其胃肠道副作用明显。针对该患者，应从循环系统、消化系统两方面治疗，在改善心肌供血的同时，应用胃肠道保护剂。患者冠心病心肌梗死后病史10余年，病久耗气，心气亏虚，瘀血痹阻心脉。郭老师治以益气通脉汤来补气活血通脉。该患者畏寒背凉，足底凉，食凉腹胀，舌胖大，在气虚基础上伴有阳虚，故加薤白、荜茇、川芎、细辛、干姜辛温之品行气通阳。患者便溏苔腻，脾虚湿阻，故予茯苓、白术、苍术健脾燥湿，羌活祛风胜湿，同时予鸡内金、砂仁以消食行气健脾，脾健则湿化。患者土虚木乘，痰阻血瘀，反酸烧心，故予乌贼骨、煅瓦楞子消痰化瘀、制酸止痛，党参、红芪、白术以健脾，佛手、砂仁、郁金、川楝子以疏肝，白芍、炒酸枣仁、夜交藤、合欢皮以养血柔肝安神。郭维琴教授治疗冠心病心绞痛，从心论治，益气通脉，同时调肝理脾，重视安五脏而调心，症状缓解。

【案四】心脏搭桥术后

患者陈某某，男，67岁。2019年2月9日初诊。

主诉： 患者胸闷胸痛3年余。既往高血压、高脂血症、胃炎病史。自诉2013年于当地医院诊断为"冠心病，急性心肌梗死"，当时植入支架1枚。2016年于北京某心脏专科医院行心脏搭桥术，术后一年心前区疼痛复发。于当地医院行冠脉造影示：支架内约 80% 局限性狭窄。为求进一步治疗，遂来我院。刻下：乏力自汗，畏寒，背凉，头晕，右侧头痛，烧心，睡眠尚可，二便正常。舌暗，苔薄白腻，脉沉弦，寸口盛。心率 74 次 / 分，律齐。血压 117/45mmHg。心电图：窦性心律，陈旧性下壁心肌梗死，Ⅱ、Ⅲ、avF 导联 ST 段未回到等电位线。

辨证：气虚血瘀，兼有阳虚。

治法：益气活血通阳。

处方：

党参 20g	红芪 20g	薤白 10g	荜茇 6g
川芎 10g	丹参 20g	红花 10g	鬼箭羽 12g
郁金 10g	炒枳壳 10g	片姜黄 10g	独活 10g
川牛膝 10g	伸筋草 12g	乌贼骨 12g	煅瓦楞子 15g^{先煎}
鸡内金 10g	砂仁 6g^{后下}		

14 剂，水煎服，每日 1 剂。

复诊（2019 年 6 月 18 日）：药后乏力、背凉、头晕、心前区不适诸症减轻，在当地医院继服初诊方 14 剂，病情平稳。近来后颈部疼痛发作前来复诊。刻下：左侧卧位头晕，瞬间即缓解，未见胸前区疼痛。食欲好，睡眠好，二便正常。舌暗胖有齿痕，苔厚腻微黄，脉沉弦。血压 109/66mmHg，心率 74 次 / 分。

处方：

党参 15g	红芪 20g	薤白 10g	荜茇 6g
川芎 10g	丹参 20g	红花 10g	鬼箭羽 12g
郁金 10g	片姜黄 10g	羌活 10g	葛根 15g
伸筋草 12g	乌贼骨 12g	姜半夏 10g	鸡内金 10g

竹茹 10g　　砂仁 6g^{后下}

14 剂，水煎服，每日 1 剂。

三诊（2019 年 8 月 20 日）：药后心前区疼痛未发作，故停药，间断就诊，现偶有胸闷，背凉未发作，食欲好，睡眠好，大便 4~5 次 / 日，成形。舌质暗红，苔厚腻，脉沉弦。血压 107/67 mmHg，心率 71 次 / 分，律齐。

处方：

党参 15g	红芪 20g	薤白 10g	荜茇 6g
川芎 10g	丹参 20g	红花 10g	鬼箭羽 12g
细辛 3g	川牛膝 10g	郁金 10g	枳壳 10g
炒白术 12g	旋覆花 10g^{包煎}	炒谷芽 10g	炒稻芽 10g
升麻 10g	代赭石 15g^{先煎}	乌贼骨 12g	

28 剂，水煎服，每日 1 剂。

【验案评析】

本案患者因急性心肌梗死经冠脉介入治疗后再次出现胸痛症状，明确诊断冠心病，属于中医胸痹范畴。《金匮要略·胸痹心痛短气病脉证治》言："脉当取太过不及，阳微阴弦，即胸痹而痛，所以然者，责其极虚也。今阳虚知在上焦，所以胸痹心痛者，以其阴弦故也。"心为阳脏，居于阳位，主血藏神，主一身血脉。肾为水脏，天一生水，中寄元阳。一息真火虚衰，不能上济君火，日久导致心阳亏虚。同时阳虚生内寒，瘀痰等阴邪内生，症见畏寒、背凉等。《素问·调经论》曰："血气者，喜温而恶寒，寒则泣而不流，温则消而去之。"寒凝于血脉，致血行不畅，经脉痹阻，不通则痛是此患者疾病发作的关键。因此治疗上应在益气通脉汤基础上加入通阳散寒活络药物。郭老师常用党参、红芪甘温益气升阳，温补心脾，加砂仁引热下行，温补肾阳。薤白、荜茇、川芎辛散温通，行气活血止痛。疼痛明显，血瘀络阻，予鬼箭羽、片姜黄破陈血、通经络，缓解疼痛效果明显。心肾阳虚，寒入督脉，症见头痛项强背凉，故予羌活、独活、伸筋草散督脉阴寒，缓急止痛；丹参、红花、郁金活血化瘀，行气通经。苔白腻，痰浊阻滞，予竹茹、半夏化痰，加炒谷芽、稻芽、鸡内金以消食健脾。烧心反酸，予旋覆花、代赭石、海螵蛸、煅瓦楞子降逆、制酸止痛。诸药配伍，疗效满意，困扰患者多年的心绞痛未再发作。

（二）冠脉肌桥及冠状动脉中重度狭窄未干预的胸痛病案

【案一】冠脉重度狭窄

患者何某某，男，57 岁。2020 年 1 月 7 日初诊。

主诉：心前区疼痛约 6 个月。心前区疼痛，呈阵发性，可持续数秒至 1 小时。于 2019 年 12 月 9 日于某医院住院查冠脉 CT 显示：右冠近段狭窄 50%，中段狭窄 80% ～ 85%。未做介入治疗。刻下：胸部憋闷，心前区疼痛呈阵发性，乏力明显，畏寒。食欲尚可，睡眠好，二便正常。舌胖有齿痕，苔黄腻，脉细沉。既往有高血压、糖尿病、高脂血症病史。生化全项：血糖 10.88mmol/L，尿酸 482.3μmol/L，低密度脂蛋白 2.01mmol/L，糖化血红蛋白 8.9%。血压 131/80mmHg，心率 79 次 / 分。心电图：窦性心律，Ⅱ、Ⅲ、avF 导联 ST 段轻度下移。

辨证：气虚血瘀，脾虚湿蕴。

治法：益气活血，化湿和胃。

处方：

党参 20g	红芪 20g	薤白 10g	荜茇 6g
川芎 10g	丹参 20g	红花 10g	鬼箭羽 12g
郁金 10g	片姜黄 10g	莪术 10g	昆布 10g
浙贝母 10g	藿香 10g	佩兰 10g	炒白术 10g
茯苓 15g			

14 剂，水煎服，每日 1 剂。

复诊（2020 年 1 月 21 日）：服药后乏力减轻，畏寒减轻，胸憋闷减轻，心前区疼痛未发作。精神、面色好转，食欲不佳，食后无明显不适，二便正常。苔黄腻，脉沉细弦，寸口盛。血压 135/82mmHg，心率 72 次 / 分。

处方：

党参 20g	红芪 20g	薤白 10g	荜茇 6g
川芎 10g	丹参 20g	红花 10g	鬼箭羽 12g
郁金 10g	片姜黄 10g	藿香 10g	佩兰 10g
炒栀子 10g	炒白术 12g	茯苓 15g	鸡内金 10g
炒稻芽 10g	炒谷芽 10g	莪术 10g	昆布 10g
浙贝母 10g			

14 剂，水煎服，每日 1 剂。

【验案评析】

该患者冠心病、心绞痛诊断明确。患者年龄大于 45 岁，素有高血压、糖尿病、高脂血症病史，此冠脉重度狭窄属于极高危患者，心肌梗死发生率较高。该患者中医辨证属于阳虚血瘀，痰郁化热。《备急千金要方》中指出："人年五十以上，阳气日衰，损与日俱，心力渐退。"肾阳虚衰则不能鼓动五脏之阳，导致心阳不振或心气不足，血脉失于温运，故痹阻不畅。胸痹是由于心脉闭阻不通而出现胸闷胸痛的一种病证，不论气滞、痰浊、寒凝最终都会导致心血瘀阻，所以血瘀是主要的标实，也是导致胸痹发生的根本原因。因为心主血脉，气为血之帅，心气的正常与否与瘀血的发生关系最为密切，所以心气虚是胸痹发生的内因。阳虚多表现为乏力明显，畏寒，舌胖有齿痕，脉细沉；血瘀多表现为胸痛明显，持续时间长；痰热多症见冠脉狭窄，舌苔黄腻。治疗以益气通阳、活血化痰为主，方以益气通脉汤为主，合通阳化痰药物。益气通脉汤可益气活血通络，方中薤白、川芎、荜茇通阳，莪术可"治心腹痛，下气水胀，血气，通妇人经脉，癥结"。现代药理研究亦证实，莪术能够调节血脂，降低血液黏稠度，改善血流变相关参数，具有抗血小板聚集、抗氧化、抑制血管新生等作用。患者痰浊郁热，予浙贝母、昆布、藿香、佩兰、茯苓、白术以健脾化湿、清热化痰，宣透中焦气机。服药 14 剂后，患者心绞痛未再发作，唯食欲不振，在上方基础上加鸡内金、炒稻芽、炒谷芽以健脾消食，使脾胃健，正气足，血瘀祛而痰湿化。

【案二】冠脉肌桥伴中度狭窄

患者钱某，男，51 岁。2019 年 5 月 14 日初诊。

主诉：反复心前区疼痛半年。既往有癫痫病史。近半年来，劳累或者深呼吸时胸憋闷，心前区疼痛，呈胀痛或者刺痛。每日凌晨 2 点左右胸痛发作，每次持续几秒钟。睡眠差，入睡困难，易醒，食欲好，二便正常。舌胖边尖红，苔薄白，脉沉细弦。

辅助检查：2019 年 5 月 8 日查冠状动脉 CTA 显示：前降

支心肌桥伴管腔中度狭窄。

2019 年 2 月 24 日 24 小时动态心电图 A 显示：窦性心律，Ⅱ度Ⅰ型房室传导阻滞。

辨证：气虚血瘀肝郁。

治法：益气活血柔肝。

处方：

党参 20g	红芪 20g	丹参 20g	红花 10g
鬼箭羽 12g	川芎 10g	郁金 10g	片姜黄 10g
钩藤 15g^{后下}	当归 15g	赤芍 15g	白芍 15g
夜交藤 20g	制远志 6g	炒酸枣仁 15g	葛根 15g

珍珠粉 0.6g^冲

28 剂，水煎服，每日 1 剂。

二诊（2019 年 6 月 11 日）：服药后胸憋闷减轻，停药后又发，常叹息，胸痛呈针刺样，发生于扩胸时，食欲好，二便正常。舌胖边尖红，苔薄白，脉沉细弦。心电图显示：窦性心律，肢导低电压。

处方：

党参 20g	红芪 20g	丹参 20g	红花 10g
鬼箭羽 12g	郁金 10g	枳壳 10g	当归 15g
赤芍 15g	白芍 15g	川楝子 10g	皂角刺 3g
夜交藤 20g	制远志 6g	炒酸枣仁 15g	珍珠粉 0.6g^冲

莲子心 6g

35 剂，水煎服，每日 1 剂。

三诊（2019 年 7 月 16 日）：服药后心前区疼痛、胸憋闷诸症减轻，食欲好，睡眠可，二便正常。舌边尖红，苔薄腻，脉弦细。

处方：

党参 20g	红芪 20g	丹参 20g	红花 10g
鬼箭羽 12g	郁金 10g	枳壳 10g	皂角刺 3g
夜交藤 20g	制远志 6g	炒酸枣仁 15g	钩藤 15g^{后下}
川芎 10g	莲子心 6g	川楝子 10g	赤芍 15g
葛根 15g	白芍 15g		

33 剂，水煎服，每日 1 剂。

【验案评析】

从舌、脉及主症综合分析，该患者证属气虚血瘀，肝郁气滞。患者疼痛持续时间短，呈胀痛、刺痛，喜太息，其胸痛非心肌缺血所致。现代人生活、工作压力大，焦虑、抑郁患者明显增多。对于此类患者，往往需要从肝论治。《灵枢·天年》云："五十年，肝气始衰，肝叶始薄。"《灵枢·本神》也称："肝气虚则恐。"肝气虚形成的原因，往往与情志不调有关。此外，脾失健运也可导致肝气亏虚，年老肝阴血不足，无以滋养化生肝气，阴损及阳，累及肝气。肝主疏泄，如果肝疏泄失职，可导致气血运行不畅，气滞血瘀产生。治疗上应以调肝为主。具体应补肝气、活肝血、养血柔肝，辅以平肝镇肝。患者舌尖红，脉沉细弦，提示肝阴血亏虚，故不予柴胡，以防劫肝阴。治疗仍以益气通脉汤为主，同时，予当归、赤芍、白芍养血柔肝，皂角刺以形治病，取其尖锐之性，平肝通络止痛。心肝火旺，加莲子心、珍珠粉清心平肝。川楝子苦寒有小毒，入肝舒筋，引相火下行，治腹痛心痛，泻湿热。经过三次诊治后，患者胸闷、胸痛诸症明显缓解，睡眠改善。

【案三】冠脉中度狭窄

患者陈某，女，59 岁。2019 年 7 月 23 日初诊。

主诉：心电图异常九年，背痛半年余。九年前体检时发现心电图异常，但无任何不适感。近半年来背痛加重，开始活动时背痛，活动后减轻。气短，四肢不温，胃脘胀，烧心反酸，进冷食则腹胀烧心反酸加重。食欲好，二便正常。既往史：甲状腺结节术后，高脂血症。舌尖红，苔白厚腻，脉沉细弦。血压 143/63mmHg，心率 89 次 / 分，律齐。心电图示：窦性心律，avL，V5、V6 导联 ST 段轻度下移，V3、V4 导联 T 波倒置。

辨证：气虚血瘀，脾虚湿蕴。

治法：益气活血，健脾祛湿。

处方：

党参 15g	红芪 20g	薤白 10g	川芎 10g
丹参 20g	红花 10g	鬼箭羽 12g	郁金 10g
枳壳 10g	片姜黄 10g	炒白术 12g	干姜 6g
茯苓 15g	乌贼骨 12g	煅龙骨 15g^{先煎}	延胡索 10g
炒莱菔子 12g	砂仁 6g^{后下}	鸡内金 10g	

28 剂，水煎服，每日 1 剂。

复诊（2019 年 8 月 20 日）：服药后背痛、脘腹胀满诸症减轻。近期因着急、劳累背痛加重，疼痛向左肩放射，活动不受限，四肢发凉，食欲好，进食冷食不舒，食后仍胀满烧心。大便干燥，三日一行。舌尖红，苔厚腻微黄，脉弦细。血压 157/84mmHg（自诉家庭自测血压正常），心率 107 次 / 分，律齐。中国医科大学第一附属医院冠脉 CTA 示：左前降支近段混合斑块，中度狭窄。

处方：

党参 15g	红芪 20g	荜茇 6g	川芎 10g
丹参 20g	红花 10g^{先煎}	鬼箭羽 12g	羌活 10g
伸筋草 10g	郁金 10g	片姜黄 10g	炒白术 12g
乌贼骨 12g	煅瓦楞子 15g^{先煎}	鸡内金 10g	砂仁 6g^{后下}
炒莱菔子 12g	全瓜蒌 30g	火麻仁 15g	

28 剂，水煎服，每日 1 剂。

三诊（2019 年 9 月 24 日）：服药后背痛未发作，四肢发凉、食后胀满、恶冷食、口中发酸、烧心等症状好转，偶有反酸，食欲尚可，大便不畅。舌胖有齿痕，苔薄腻，脉沉细。血压 157/87mmHg，心率 99 次 / 分，律齐。

处方：

党参 15g	红芪 20g	桂枝 6g	薤白 10g
川芎 10g	干姜 6g	赤芍 15g	白芍 15g
山萸肉 12g	炒白术 12g	茯苓 15g	乌贼骨 12g
煅瓦楞子 15g^{先煎}	砂仁 6g^{后下}	全瓜蒌 30g	鸡内金 10g
火麻仁 15g			

28 剂，水煎服，每日 1 剂。

【验案评析】

"胸痹"一词最早记载于《灵枢·本脏》，具体如："肺大则多饮，善病胸痹，喉痹，逆气。"张仲景在《金匮要略》中对胸痹做了详尽描述，认为胸痹基本病机为"阳微阴弦"，并提出治胸痹九方。临床中胸痹与胃痛往往不容易区分。王肯堂的《证治准绳·心痛胃脘痛》中纠正了"心痛即胃脘痛"的错误认识。本案患者 50 岁时发现心电图异常，而近半年开始出现后背疼痛，活动后背痛减轻。冠脉造影是心肌缺血诊断的金标准，冠脉 CTA 对于冠脉狭窄的诊断也可采信。该患者活动诱发背痛，同时存在四末不温、食冷反酸表现，中医辨证为阳虚血瘀。患者心气虚，同时存在脾阳不足，寒邪中阻，胃气上逆。治疗上在益气通脉汤基础上加薤白、荜茇、川芎、干姜温胃散寒。患者寒凝气滞，腹胀脘痞，故加延胡索、炒莱菔子、砂仁、桂枝通阳散寒、行气止痛。可予以乌贼骨、煅瓦楞子制酸，全瓜蒌、火麻仁通便。药后患者背痛消失，诸症缓解。

【案四】冠脉心肌桥

患者齐某某，女，62 岁。2019 年 10 月 30 日初诊。

主诉：胸背彻痛 3 年，头晕 8 个月。胸痛彻背呈阵发性，可持续两到三分钟，劳累则发。近 8 个月来，头晕，颜面发热，手足心发热。不易入睡，食欲好，食后腹胀满，二便正常。既往高脂血症、高血压病史，子宫全切术后。舌胖有齿痕，苔黄腻，脉沉弦，尺不足。血压 132/73mmHg，心率 62 次 / 分。心电图：窦性心律，V4、V5、V6 导联 ST 段下移。超声心动：心内结构未见明显异常。冠状动脉造影：左主干、回旋支、右冠状动脉未见异常，前降支中段心肌桥。

辨证：气虚血瘀，肝肾不足。

治法：益气活血，调补肝肾，养血安神。

处方：

太子参 15g	黄精 10g	丹参 20g	红花 10g
鬼箭羽 12g	莪术 10g	昆布 10g	浙贝母 10g
女贞子 12g	山萸肉 12g	白薇 10g	当归 15g
赤芍 15g	白芍 15g	夜交藤 20g	制远志 6g

炒酸枣仁 15g　　珍珠粉 0.6g^冲　　钩藤 15g^{后下}　　夏枯草 12g

14 剂，水煎服，每日 1 剂。

复诊（2019 年 11 月 13 日）：服药后胸痛彻背症状明显减轻，颜面发热、五心烦热明显，睡眠好转，食欲好。服药期间大便溏，每日 3 次，舌胖有齿痕，苔黄厚腻，脉沉细无力。血压 139/108mmHg，心率 70 次 / 分，律齐。

处方：

太子参 15g	黄精 10g	丹参 20g	红花 10g
桃仁 10g	郁金 10g	片姜黄 10g	薤白 10g
川芎 10g	女贞子 12g	山萸肉 12g	枸杞子 10g
知母 10g	地骨皮 10g	合欢皮 20g	制远志 6g
炒酸枣仁 15g	珍珠粉 0.6g^冲	鸡血藤 30g	木瓜 10g

28 剂，水煎服，每日 1 剂。

【验案评析】

患者为气阴两虚，肝阳上亢，瘀血内阻，症见胸痛彻背，劳累则发，头晕，颜面发热，五心烦热。入睡困难，食欲好，食后腹胀满。舌胖有齿痕，苔黄腻，脉沉弦，尺不足。患者既有阴虚内热之头晕，颜面发热，手足心发热；又有气虚血瘀之胸痛，活动加重。故此首诊以益气养阴、平肝活血为法，改益气通脉汤之党参、黄芪为太子参、黄精以益气养阴生津。患者肝肾亏虚，以女贞子、山萸肉补肝肾，当归、芍药养血柔肝。患者焦虑，入睡困难，予夜交藤、远志、炒酸枣仁、珍珠粉、钩藤养血安神、重镇平肝。予白薇、夏枯草以清肝退热；用丹参、红花、鬼箭羽活血通络，莪术、昆布、浙贝母化痰散结通络。服药 14 剂后，患者胸痛诸症明显缓解，但阴虚内热仍明显，颜面发热，五心烦热。故在前方基础上加强养阴退热作用，枸杞子合女贞子补肝肾以退虚热，知母、地骨皮清阴虚内热，其中地骨皮善退有汗之骨蒸。

【案五】冠脉心肌桥并重度狭窄

患者孔某某，男，45岁。2019年6月11日初诊。

主诉：胸骨后疼痛近1年。胸骨后疼痛呈阵发性，每次发作可持续数分钟，服速效救心丸有效。曾在当地医院做冠脉造影示：右冠支未见明显狭窄，前降支中段20%狭窄，伴内膜不光滑，中段心肌桥，D1开口狭窄80%，内膜不光滑，D2开口30%～40%狭窄。刻下：乏力，气短，胸骨后痛阵发性发作，食欲好，入睡困难，早醒不易复睡，大便偏干，1次/日，排便稍有困难。既往有胆囊切除术后、高脂血症、慢性胃炎等病史。舌胖有齿痕，苔薄白，脉弦细。心电图示：窦性心律，完全性右束支传导阻滞。

辨证：气虚血瘀，肝血不足。

治法：益气活血，养血安神。

处方：

党参15g	红芪20g	丹参20g	红花10g
鬼箭羽12g	郁金10g	枳壳10g	片姜黄10g
薤白10g	川芎10g	赤芍15g	白芍15g
夜交藤20g	制远志6g	炒酸枣仁15g	全瓜蒌30g
炒白术12g	炒莱菔子10g	茯苓15g	

14剂，水煎服，每日1剂。

复诊（2019年6月25日）：服药后心前区疼痛未发作，仍乏力胸闷，早醒后能复睡，但睡不实，大便已正常，食欲好。舌胖质嫩红，苔薄黄，脉沉弦。心率71次/分，律齐。

血压 106/67mmHg。

处方：

党参 20g	红芪 20g	丹参 20g	红花 10g
鬼箭羽 12g	郁金 10g	枳壳 10g	片姜黄 10g
薤白 10g	川芎 10g	赤芍 15g	白芍 15g
夜交藤 20g	制远志 6g	炒酸枣仁 15g	全瓜蒌 30g
炒白术 12g	茯苓 15g	五味子 10g	

28 剂，水煎服，每日 1 剂。

三诊（2019 年 7 月 24 日）：服药后心前区疼痛发作 1 次，复查心电图示：完全性右束支传导阻滞，与之前对比基本相同。仍偶有胸闷，项强，睡眠好转，大便偏溏，2 次 / 日。舌胖质嫩红，苔薄黄，脉沉弦。心率 75 次 / 分，律齐。血压 97/69mmHg。

处方：

党参 20g	红芪 20g	丹参 20g	红花 10g
鬼箭羽 12g	郁金 10g	白蒺藜 10g	片姜黄 10g
薤白 10g	川芎 10g	皂角刺 3g	赤芍 15g
白芍 15g	夜交藤 20g	全瓜蒌 30g	炒白术 12g
制远志 6g	炒酸枣仁 15g	茯苓 15g	

28 剂，水煎服，每日 1 剂。

四诊（2019 年 9 月 14 日）：心前区疼痛未发作，胸憋闷减轻，说话偶感短气，睡眠尚可，项强减轻，食欲好，大便已成形，1 ～ 2 次 / 日。食后胀满，舌胖有齿痕，苔薄黄，脉沉细弦。心率 69 次 / 分，律齐。血压 112/67mmHg。

处方：

党参 20g	红芪 20g	丹参 20g	红花 10g

鬼箭羽 12g	郁金 10g	片姜黄 10g	白蒺藜 10g
皂角刺 3g	羌活 10g	伸筋草 12g	川芎 10g
全瓜蒌 30g	炒白术 12g	茯苓 15g	炒莱菔子 12g
鸡内金 10g	砂仁 6g^{后下}		

35 剂，水煎服，每日 1 剂。

【验案评析】

根据患者临床症状及仪器检查冠心病诊断明确。患者心气亏虚，运血无力，致血行迟滞，日久成瘀。瘀血闭阻心脉导致胸闷胸痛发作。中医辨证为气虚血瘀证，以益气通脉汤加减治疗。红芪为甘南地区道地药材，在古代文献中，往往附录于黄芪之中。其最早记录于陶弘景的《名医别录》中。新中国成立后，叶桔泉老中医在其著作《本草钩沉》中提到，黄芪以本种为主，西绵芪、红芪、绵芪等也是正品。红芪功用主治与黄芪类似，其化学成分中以多糖为主，具有提高免疫力的作用。患者舌胖大，气短乏力，阳气亏虚，予薤白辛散温通以助阳，予茯苓、白术、党参益气健脾，助后天之本。入睡困难，早醒，脉弦细，血虚肝旺，予白芍、夜交藤、炒酸枣仁养血安神。远志，苦辛温，入心、肾、肺经，具有安神益智、祛痰、消肿作用，既可以祛痰开窍，又可以交通心肾，常用于心肾不交、痰浊扰心引起的失眠多梦、健忘神昏、惊悸躁扰。常用远志合炒酸枣仁、五味子补气血以安神。二诊时患者胸痛未作，睡眠转佳，加五味子酸甘敛阴。

【案六】冠脉重度狭窄

患者杨某某，男，45 岁。2019 年 10 月 29 日初诊。

主诉：三四月前无明显诱因出现胸闷憋气，部位于胸骨后，常持续数分钟，休息后可缓解。2019 年 8 月 11 日于心脏专科医院就诊，行冠脉造影示：左前降支近段 30% ～ 50% 狭窄，回旋支近段 70% ～ 90% 狭窄，后支狭窄 70% ～ 90%，诊断为不稳定型心绞痛，未予支架介入，持续至今。刻下：胸闷憋气，头晕，乏力气短，无咳喘，食欲好，易醒，醒后易复睡，睡眠欠安。大便 2 ～ 3 次/日，质成形，小便正常。苔薄腻，舌胖质暗有齿痕，脉沉细。

辨证：气虚血瘀，肝肾不足。

治法：益气活血，调肝补肾，养心安神。

处方：

党参 20g	红芪 20g	丹参 20g	红花 10g
鬼箭羽 12g	郁金 10g	枳壳 10g	莪术 10g
昆布 10g	浙贝母 10g	炒白术 12g	茯苓 15g
炒酸枣仁 15g	制远志 6g	赤芍 15g	白芍 15g
夜交藤 20g			

14 剂，水煎服，每日 1 剂。

复诊（2019 年 11 月 13 日）：药后乏力略减，睡眠较前明显好转，可睡 6 个半小时，胸痛无明显发作，胸憋闷明显好转，运动时无胸痛发作，食欲好，大便溏，2 ～ 3 次/日。苔薄腻，舌胖质暗有齿痕，脉沉细。

处方：

党参 20g	红芪 20g	丹参 20g	红花 10g
鬼箭羽 12g	郁金 10g	枳壳 10g	片姜黄 10g
莪术 10g	昆布 10g	浙贝母 10g	苍术 15g
炒白术 12g	茯苓 15g	炒酸枣仁 12g	制远志 6g
厚朴 10g	合欢皮 20g		

28 剂，水煎服，每日 1 剂。

三诊（2019 年 12 月 11 日）：药后精神体力好转，能慢跑，已嘱患者避免剧烈运动。今日活动后咽部堵闷又有发作，胸前区疼痛未发。食欲好，大便溏，3～4 次/日。二诊期间大便已成形，但因饮食不注意又变溏薄。苔薄腻，舌胖质暗有齿痕，脉沉无力。

处方：

党参 20g	红芪 20g	丹参 20g	红花 10g
鬼箭羽 12g	郁金 10g	枳壳 10g	莪术 10g
昆布 10g	浙贝母 10g	炒白术 12g	茯苓 15g
炒酸枣仁 12g	制远志 6g	厚朴 10g	苍术 15g
合欢皮 20g	升麻 10g	干姜 6g	

14 剂，水煎服，每日 1 剂。

四诊（2019 年 12 月 25 日）：药后第一周胸憋闷明显减轻，第二周胸憋闷未再次发作，睡眠正常，食欲好，二便正常。苔白腻，舌胖有齿痕，脉沉弦。

处方：

党参 20g	红芪 20g	丹参 20g	红花 10g
鬼箭羽 12g	郁金 10g	枳壳 10g	莪术 10g
昆布 10g	浙贝母 10g	炒白术 12g	茯苓 15g
厚朴 10g	柴胡 10g	升麻 10g	菟丝子 20g
炒薏苡仁 12g	砂仁 6g^{后下}		

14 剂，水煎服，每日 1 剂。

【验案评析】

根据患者症状结合舌脉，其病机特点为本虚标实，本虚主要是心、脾、肾脏气亏虚，在本虚基础上，又因调摄不慎，劳逸失度，或饮食不节，过食肥甘厚腻等致痰浊、血瘀等标实之邪痹阻心脉而发病。气虚血瘀是本病的基本病机，故以益气通脉汤为基础方，用党参、红芪大补元气，丹参、红花、鬼箭羽活血养血，郁金、枳壳行气活血。同时结合患者症状加减治疗，以莪术、昆布、浙贝母化瘀散结，炒白术、茯苓健脾化湿，与党参、红芪配伍，补中焦脾胃之气，以壮气血生化之源，同时防止化瘀散结药物损伤脾胃。患者痰浊瘀阻脉络，心神失养，使阳不入阴，导致夜寐不安，易醒。加炒酸枣仁、夜交藤调肝补肾，远志、赤芍、白芍活血化痰，通络安神。

患者药后乏力减轻，睡眠较前明显好转，可睡 6 个半小时，胸痛无明显发作，憋闷明显好转，运动时无胸痛发作，说明用药对症，故疗效明显。患者大便溏，2～3 次/日，结合舌脉，属脾虚湿浊内蕴，脾不升清。郭老师补气格外重视补脾气，在原方中炒白术、茯苓健脾化湿的基础上加厚朴、苍术以加强燥湿健脾的功能，同时去掉赤芍、白芍阴柔碍脾之品。三诊患者药后精神、体力好转，能慢跑，食欲好，因不注意饮食大便又变溏薄，说明中焦脾胃虚寒，又有外因伤脾胃，加干姜温煦脾阳，升麻以升清阳。因为用药对症，故能以并不复杂的药物组成很快取得显著疗效。

郭老师应用益气通脉汤有如下三个特点：(1)围绕主方随症加减，主方治主病。(2)补而不滞，补气时多配伍行气不破气的枳壳、郁金对药，以丹参、红花活血养血，胸痛重者配伍鬼箭羽。(3)重视健脾补肾，方中多伍用炒白术、茯苓、鸡内金等，以调补中焦，助气血生化。

【案七】冠脉中重度狭窄

患者刘某，男，65 岁。2019 年 8 月 20 日初诊。

主诉：胸骨后疼痛 6 年余，加重 1 个月。6 年前因胸骨后疼痛在当地医院行冠脉造影，示 LAD 中段狭窄 50%，D1 近段狭窄 70%～80%。近一个月来，胸骨后疼痛发作频繁，程度加重，乏力气短，稍活动疼痛即发，休息可缓解。刻下：畏寒，近 40 天出现下肢水肿，能平卧，不咳微喘无痰，食欲好，大便 1～3 天一次，不干，无排便困难。舌胖有齿痕，苔厚腻，脉沉细弦。

辨证：气虚血瘀，阳虚饮停。

治法：益气活血，通阳利水。

处方：

党参 20g	红芪 20g	薤白 10g	全瓜蒌 20g
川芎 10g	丹参 20g	红花 10g	鬼箭羽 12g
郁金 10g	片姜黄 10g	枳壳 10g	泽兰 15g
炒白术 12g	猪苓 15g	茯苓 15g	桂枝 10g

14 剂，水煎服，每日 1 剂。

二诊（2019 年 9 月 3 日）：服药后乏力略减，胸骨后疼痛发作减少，时有心悸，下肢水肿明显缓解，二便调。舌胖边有齿痕，苔薄腻，脉沉细弦。

处方：

党参 20g	红芪 20g	丹参 20g	红花 10g
鬼箭羽 12g	郁金 10g	片姜黄 10g	莪术 10g
昆布 10g	浙贝母 10g	五味子 10g	煅灵磁石 30g^{先煎}
制远志 6g	炒酸枣仁 15g	泽兰 15g	猪苓 15g
茯苓 15g			

14 剂，水煎服，每日 1 剂。

三诊（2019 年 9 月 17 日）：服药后乏力减轻，心悸、胸痛基本不发作，偶有胸闷。大便偏干，1～2 日一次，小便黄。舌胖边有齿痕，苔薄白腻，脉沉弦。

处方：

党参 20g	红芪 20g	丹参 20g	红花 10g
鬼箭羽 12g	郁金 10g	片姜黄 10g	枳壳 10g
麦冬 10g	五味子 10g	生龙骨 30g^{先煎}	生牡蛎 30g^{先煎}
合欢皮 20g	制远志 6g	炒酸枣仁 15g	淡竹叶 10g
全瓜蒌 20g			

14 剂，水煎服，每日 1 剂。

【验案评析】

《金匮要略·胸痹心痛短气病脉证治》曰："胸痹之病，喘息咳唾，胸背痛，短气，寸口脉沉而迟，关上小紧数，瓜蒌薤白白酒汤主之。"患者虽无咳、喘，但乏力短气，稍活动胸痛即发，双下肢水肿，是由于宗气不足，胸阳不振，津液不得输布，津停痰聚，痰饮之邪上乘外泛，阻碍气机，痰浊瘀阻，心脉不畅。郭老师在益气通脉汤基础上加瓜蒌、薤白以通阳散结，行气祛痰，以猪苓、茯苓淡渗利湿，白术健脾燥湿，桂枝温阳化气，泽泻易泽兰，既有利水不伤肾，又有活血的功能。益气活血诸药相配，使水行气化，气行血行，心脾健旺，则蓄水、痰饮、瘀阻所致诸症自除。

经过初诊用药治疗，痰饮祛除，但气虚血瘀的基本病机仍在，仍有饮邪内停，内扰心神。胸痛缓解，气短好转，但仍有乏力、偶伴心悸，故加五味子、灵磁石、远志、炒酸枣仁，补益肝肾，以补子能令母实。

莪术、昆布、浙贝母能加强活血通络、化痰散结作用，这是郭老师治疗冠状动脉粥样硬化斑块及支架植入后预防再狭窄的经验用药。莪术有行气消积散结、破血祛瘀作用；昆布消痰软坚散结、利水消肿，适于治疗痰饮水肿；浙贝母有开郁散结的功效。莪术破气中之血而不伤正，昆布消痰软坚消肿，浙贝母泄热化痰开郁，三药合用，相辅相成，正对应粥样斑块痰浊瘀阻、壅结郁热的病理机制。

三诊时患者主要症状已去大半，重在守方调理。根据大便干、小便黄的症状，在益气通脉的基础上，酌加生龙骨、生牡蛎、淡竹叶清心泄热，益阴潜阳，软坚散结，再与他药相配伍养血安神，调补肝肾。

【案八】冠脉重度狭窄

患者李某某，女，64岁。2019年10月9日初诊。

主诉：剑突下疼痛1月余。患者1月前出现活动后剑突下疼痛，呈阵发性，每次持续20分钟，乏力，气短，畏寒以背凉为主，剑突下疼痛时可伴心悸，心跳加快。于9月下旬就诊于当地医院，行冠脉CT示：前降支中段、对角支中度狭窄为混合斑块，右冠状动脉轻度狭窄，诊断为"冠状动脉粥样硬化性心脏病"。刻下：患者活动后剑突下疼痛，无法爬楼梯，乏力气短，背凉，伴心悸，食欲差，眠可，二便调。舌质暗边尖红，苔薄黄腻，脉沉无力。

辨证：气虚血瘀，脾虚肝旺。

治法：益气活血，健脾调肝。

处方：

党参15g　　　红芪20g　　　薤白10g　　　川芎10g

丹参 20g　　　红花 10g　　　鬼箭羽 12g　　　郁金 10g

片姜黄 10g　　五味子 10g　　生磁石 30g^{先煎}　制远志 6g

炒酸枣仁 15g　炒白术 12g　　茯苓 15g　　　　乌贼骨 12g

砂仁 6g^{后下}

14 剂，水煎服，每日 1 剂。

复诊（2019 年 10 月 23 日）：患者剑突下疼痛减轻，仍乏力气短，背凉不适，纳食差，眠可，二便调。舌质暗，苔薄黄腻，脉沉迟。

处方：

党参 20g　　　红芪 20g　　　薤白 12g　　　川芎 12g

丹参 20g　　　红花 10g　　　鬼箭羽 12g　　莪术 10g

昆布 10g　　　浙贝母 10g　　郁金 10g　　　片姜黄 10g

五味子 10g　　生磁石 30g^{先煎}　制远志 6g　　炒酸枣仁 15g

炒稻芽 10g　　砂仁 6g^{后下}　　鸡内金 10g

14 剂，水煎服，每日 1 剂。

三诊（2019 年 11 月 6 日）：药后心悸、剑突下疼痛、背凉均未发作，偶有乏力气短，口苦，食欲渐增，眠可，二便调。舌胖苔薄腻，脉沉细。

处方：

党参 30g　　　红芪 20g　　　川芎 15g　　　薤白 10g

丹参 20g　　　红花 10g　　　鬼箭羽 12g　　郁金 10g

片姜黄 10g　　莪术 10g　　　昆布 10g　　　浙贝母 10g

炒白术 10g　　茯苓 15g　　　炒稻芽 10g　　炒谷芽 10g

鸡内金 10g　　炒酸枣仁 15g

28 剂，水煎服，每日 1 剂。

四诊（2019 年 12 月 4 日）：药后剑突下疼痛发作 1 次，

为劳累后诱发，心悸未发作，乏力气短减轻，食欲好，眠可，二便调。舌胖，苔薄，脉沉无力。

处方：

党参 30g	红芪 20g	薤白 10g	川芎 10g
丹参 20g	红花 10g	鬼箭羽 12g	郁金 10g
片姜黄 10g	莪术 10g	昆布 10g	浙贝母 10g
炒白术 10g	茯苓 15g	炒酸枣仁 15g	五味子 10g

28 剂，水煎服，每日 1 剂。

【验案评析】

该患者证属胃心痛，也是胸痹心痛的厥心痛之一，仍诊断为"胸痹"。此胸痹属于由胃部病邪上乘于心所致的心痛，症见腹胀胸满，胃脘当心痛。《灵枢·厥病》云："厥心痛，腹胀胸满，心尤痛甚，胃心痛也。"虽然患者的疼痛部位不同，但根本病机相同，故治疗不离其宗，仍以益气通脉汤为主方，肝脾肾同调，补五脏之气以治本，加乌贼骨、砂仁以行滞祛邪，治胃痛嘈杂，嗳气反酸。砂仁味辛，性温，具有辛温化阳、行气调中、和胃醒脾的作用，能通阳化气以助阳。二诊时患者剑突下疼痛减轻，纳食差。根据患者舌质瘀暗症状，加莪术、昆布、浙贝母化瘀散结。三诊时患者的病情已大好，效不更方，但较前强调理脾胃，在前方的基础上加炒白术、茯苓，以健中焦脾胃之气，渗湿祛邪，巩固疗效。

治疗前患者前降支中段、对角支中重度狭窄，为混合斑块，右冠状动脉轻度狭窄，表现为活动后剑突下疼痛，经过郭老师用药治疗，在较短的时间患者症状已明显改善。虽然患者临床症状明显好转，但导致本病的基本病机——"脏气亏虚，瘀阻脉络"需要一定的时间才能够改善，所以需要一定疗程，否则极易复发。郭老师在治疗胸痹时，抓住"气虚血瘀"的主要病理机制，以益气活血通脉为主要治疗法则，在此基础上随证加减，取得了很好的疗效。

（三）胸痛／闷合并心律失常

【案一】一度房室传导阻滞

患者李某，女，58岁。2019年10月8日初诊。

主诉：胸部憋闷5个月。近5个月，胸部憋闷呈持续性，甚者可持续一整天。曾于新疆军区总医院住院治疗（具体诊治过程不详），出院时诊断为：缺血性心血管病，心律失常，一度房室传导阻滞，偶发房早，睡眠障碍，焦虑状态。刻下：胸部憋闷呈持续性，心率慢，平均心率58次／分，乏力气短，头晕，不易入睡，醒后不易复眠，食欲好，二便正常。舌嫩红，苔薄腻，脉沉细弦。血压120/77mmHg，心率55次／分，律齐。

辨证：肝郁血瘀气虚。

治法：调肝活血益气。

处方：

川楝子10g	当归15g	赤芍15g	白芍15g
炒白术12g	茯苓15g	党参15g	薄荷3g^{后下}
夜交藤20g	制远志6g	炒酸枣仁15g	合欢皮20g
珍珠粉0.6g^冲	丹参20g	红花10g	桃仁10g
郁金10g			

14剂，水煎服，每日1剂。

复诊（2019年10月22日）：药后乏力、胸部憋闷、睡眠差诸症有所改善，食欲好，二便正常。舌质嫩红，舌体胖，边有齿痕，苔白腻，脉沉细无力。血压 120/75mmHg，心率 57 次 / 分，律齐。

处方：

川楝子 10g	当归 15g	赤芍 15g	白芍 15g
薄荷 3g^{后下}	丹参 20g	党参 15g	五味子 10g
煅灵磁石 30g^{先煎}	制远志 6g	炒酸枣仁 15g	合欢皮 20g
夜交藤 20g	珍珠粉 0.6g^冲	炒白术 12g	黄芪 15g

川楝子 10g　　　当归 15g　　　赤芍 15g　　　白芍 15g
薄荷 3g^{后下}　　　丹参 20g　　　党参 15g　　　五味子 10g
煅灵磁石 30g^{先煎}　制远志 6g　　炒酸枣仁 15g　合欢皮 20g
夜交藤 20g　　　珍珠粉 0.6g^{冲}　炒白术 12g　　黄芪 15g

14 剂，水煎服，每日 1 剂。

三诊（2019 年 11 月 12 日）：药后胸部憋闷、睡眠差等症状均已基本消失，乏力缓解，食欲好，二便正常。舌边尖红，苔薄黄腻，脉沉细弦。血压 110/65mmHg，心率 65 次 / 分，律齐。

处方：

川楝子 10g　　　当归 15g　　　赤芍 15g　　　白芍 15g
薄荷 3g^{后下}　　五味子 10g　煅灵磁石 30g^{先煎}　制远志 6g
炒酸枣仁 15g　莲子心 3g　茯苓 15g　　　合欢皮 20g
珍珠粉 0.6g^{冲}　炒白术 12g　太子参 15g

28 剂，水煎服，每日 1 剂。

【验案评析】

女子以肝为先天，"二七"天癸至，气血盛，血满而溢，沿冲任下注胞宫；"七七"天癸竭，地道不通，肝阴血亏虚。肝体阴用阳，阴血亏虚，肝失疏泄，气滞血瘀而见胸闷憋气。阳失所藏，亢逆于上，扰动心神，可见睡眠障碍、焦虑状态。肝主筋，为罢极之本，气的生化以血为基础，肝血虚日久导致肝气亏虚，症见不耐疲劳，气短乏力。见肝之病知肝传脾，故以逍遥散调肝理脾，方选逍遥丸合益气通脉汤加减。患者年近六旬，以肝阴血亏虚为主，方用当归、芍药养血柔肝，酸枣仁、合欢皮、夜交藤养血安神敛肝，以薄荷辛凉透肝，川楝子调肝气，珍珠粉镇肝，党参、白术补肝气，丹参、红花、桃仁、郁金活血通经理气。益气通脉汤一方面补气，使正气来复，气行则血行；另一方面，阴阳互相转化，气能生血。丹参、红花、桃仁味辛，活血通经；郁金，辛凉，活血行气通脉清心。该患者肝郁脾虚，气滞血瘀，故两方合用，疗效显著。患者二诊时舌体胖大边有齿痕，故加黄芪补脾。三诊时患者舌边尖红，苔薄黄腻，考虑党参、黄芪甘温升阳，内生郁热，故减党参、黄芪，改太子参加莲子心清心除烦，太子参益气生津。后期继服 28 剂以巩固疗效。

【案二】心动过缓心脏起搏器术后

患者胡某某，男，80 岁。2019 年 10 月 8 日初诊。

主诉：心动过缓 4 年，胸部憋闷半年。既往腔隙性脑梗死病史。2015 年发现心动过缓，心率最慢 38 次 / 分，于北京协和医院植入永久起搏器。近半年来患者活动后胸憋闷伴心悸、胸痛，休息后好转，乏力气短。食欲好，睡眠好，二便正常。舌嫩红，舌体胖有齿痕，苔黄腻，脉沉弦。血压 140/59mmHg。心率 70 次 / 分。心电图检查：窦性心律，一度房室传导阻滞，avL、V4–V6 导联 ST 段下移，avL 导联 T 波双向，V4、V6 导联 T 波低平。

辨证：气虚血瘀，湿郁化热。

治法：益气活血，清热化湿。

处方：

党参 15g   红芪 20g   丹参 20g   红花 10g

鬼箭羽 12g　　五味子 10g　　煅灵磁石 30g^{先煎}　制远志 10g

炒酸枣仁 15g　藿香 10g　　佩兰 10g　　　　炒栀子 10g

茯苓 15g

14 剂，水煎服，每日 1 剂。

复诊（2019 年 10 月 23 日）：服药后胸闷、心悸减轻，仍乏力气短，食欲好，二便正常。舌苔黄腻，脉沉弦。血压 130/64mmHg，心率 66 次 / 分。

处方：

党参 15g　　　红芪 20g　　　丹参 20g　　　红花 10g

鬼箭羽 12g　　郁金 10g　　　枳壳 10g　　　片姜黄 10g

五味子 10g　煅灵磁石 30g^{先煎}　制远志 10g　　炒酸枣仁 15g

藿香 10g　　　佩兰 10g　　　炒白术 12g　　炒栀子 10g

茯苓 15g　　　菖蒲 10g

14 剂，水煎服，每日 1 剂。

三诊（2019 年 11 月 12 日）：活动后胸骨后疼痛、隐痛，胸闷心悸好转，仍觉乏力气短，食欲好，口臭，二便正常。舌胖有齿痕，苔腻微黄，脉沉弦。血压 132/60mmHg，心率 65 次 / 分。

处方：

党参 20g　　　红芪 20g　　　丹参 20g　　　红花 10g

鬼箭羽 12g　　郁金 10g　　　枳壳 10g　　　片姜黄 10g

皂角刺 3g　　　五味子 10g　　龙眼肉 10g　　炒酸枣仁 15g

制远志 10g　　炒麦芽 10g　　炒谷芽 10g　　鸡内金 10g

干姜 6g　　　　炒白术 12g　　茯苓 15g

14 剂，水煎服，每日 1 剂。

【验案评析】

患者既往心动过缓，属中医迟脉证，其证虽以心肾阳虚、瘀阻心脉为主，但仍需结合患者的体质、舌脉及发病原因等多种因素辨证论治。该患者安装心脏起博器后，心脏窦房结功能得以恢复，现为窦性心律，且心率大于 60 次 / 分。患者活动后胸闷、胸痛、心悸明显，乏力气短。舌胖大有齿痕，苔黄腻，脉沉弦。考虑气虚血瘀，湿郁化热。主要病机以气虚血瘀为主，故治疗以益气活血为主，兼以清热化湿。方以益气通脉汤加减治疗，加藿香、佩兰、栀子化湿清热，磁石、远志、炒酸枣仁、五味子镇惊养血安神。《名医别录》记载远志"定心气、止惊悸"，交通心肾，具有安神益智之效，且可散郁化痰。磁石辛、咸寒，能聪耳明目、重镇安神，《本草从新》指出磁石可以"治恐怯怔忡"。酸枣仁、五味子酸甘养血，补肝宁心，为安神良药。藿香、佩兰芳香理气，化湿和中，醒脾开胃，两药合用，对于湿浊中阻、脘痞苔腻者效佳。用药后，患者胸闷、心悸有所减轻，为巩固疗效，在首诊基础上，加菖蒲以合安神定志丸意。菖蒲除痰开窍、祛湿和胃，内含挥发油，具有镇静效果，且可促进消化液分泌，缓解肠道平滑肌痉挛。三诊时，患者胸闷、胸痛、心悸诸症明显减轻，唯口臭明显，苔腻微黄，考虑患者存在脾虚食积，去磁石之咸寒伤胃，加炒麦芽、炒谷芽、鸡内金以健脾助消化。老年人一般脾胃虚弱，用药时需注意减少介壳类药物的应用以保护脾胃，必要时加以消食导滞药。

【案三】室性期前收缩

患者姚某某，女，55 岁。2019 年 10 月 15 日初诊。

主诉：阵发胸闷胸痛伴气短心悸 10 年，加重 1 日。10 年前因情绪激动、紧张后出现心慌，胸闷气短，伴心跳间歇感。刻下：烦躁易怒，入睡困难，乏力。食欲好，二便正常。既往颈椎病、高血压、高脂血症。舌胖有齿痕，舌尖红，苔薄白，脉细弦左沉。血压 154/88mmHg，心率 61 次 / 分，律齐。心电图示：窦性心律，I、avL、V5、V6 导联 T 波低平，V4 导联 T 波倒置。近期行动态心电图检查，提示有心律失常，室性期前收缩。冠脉造影示前降支中段狭窄 50%，回旋支及右冠狭窄 25% ～ 49%。药物保守治疗。

辨证：气虚血瘀，肝血不足。

治法：益气活血，养血安神。

处方：

党参 15g	红芪 10g	丹参 20g	红花 10g
鬼箭羽 12g	郁金 10g	枳壳 10g	五味子 10g
制远志 6g	炒酸枣仁 15g	夜交藤 20g	当归 15g
赤芍 15g	白芍 15g	川楝子 10g	薄荷 3g^{后下}

煅灵磁石 30g^{先煎}

14 剂，水煎服，每日 1 剂。

复诊（2019 年 10 月 30 日）：药后乏力、心悸、胸憋闷诸症好转，坐飞机时有胸闷不适，休息后可见好转，食欲好，二便正常，舌苔薄白，脉细弦。血压 126/79mmHg，心率 70 次 / 分，律齐。

处方：

党参 15g	红芪 10g	丹参 20g	红花 10g
鬼箭羽 12g	郁金 10g	枳壳 10g	薄荷 3g^{后下}
白芍 15g	赤芍 15g	夜交藤 20g	合欢皮 20g

制远志 6g　　炒酸枣仁 15g　珍珠粉 0.3g^{冲}　　茯苓 15g

厚朴 10g　　　川楝子 10g　　炒白术 10g

28 剂，水煎服，每日 1 剂。

【验案评析】

患者为更年期女性，根据其病史、症状及辅助检查数据，考虑焦虑状态可能性大，无明显心肌缺血。肝主藏血，主疏泄，体阴用阳，其疏泄功能的正常以肝血充足为物质基础。女性"七七"天癸竭，地道不通，肝肾阴血亏虚，疏泄不及，气滞血瘀。阴虚内热，扰动心神，可见心悸烦躁、入睡困难。此类患者，其病位主要在肝、心，可以涉及肾、脾，病性往往虚实夹杂。治疗上除了行气活血以外，补肾调肝也非常重要。针对肝脏失调的治疗，可有养肝、柔肝、疏肝、平肝、镇肝、温肝、补肝、清肝等方法。对于更年期妇女，宜少用辛香温燥之品，以防进一步损伤肝血肝阴。治疗上还需注意应用安神镇静、交通心肾等法改善睡眠，避免因失眠导致患者症状进一步加重。郭维琴教授在益气通脉汤益气活血治疗基础上，予五味子、远志、炒酸枣仁、夜交藤酸甘养阴、养血安神，当归、芍药养血柔肝，川楝子调肝气，薄荷宣透散肝郁，珍珠粉、磁石镇肝安神，丹参、红花、鬼箭羽活血通肝脉，郁金、枳壳、厚朴理气宽胸。心肝同治，为治疗胸痹合并郁证的基本大法。

（四）胸痛伴失眠焦虑及其他系统疾病

【案一】伴失眠

患者齐某某，男，49 岁。2019 年 9 月 25 日初诊。

主诉：胸憋闷 1 年余。1 年多前出现胸憋闷伴背痛，阵发性发作，心悸，乏力气短，不易入睡，醒后不易复眠。食欲好，二便正常。既往高血压、高脂血症、高尿酸血症病史。舌胖苔薄白，脉细弦。心电图检查：窦性心律，V2、V3 导联 T 波低平。

辨证：气虚血瘀，心神失养。

治法：益气通阳，活血安神。

处方：

党参 20g	红芪 20g	薤白 10g	川芎 10g
丹参 20g	红花 10g	鬼箭羽 12g	郁金 10g
枳壳 10g	羌活 10g	伸筋草 12g	赤芍 15g
白芍 15g	夜交藤 20g	制远志 6g	炒酸枣仁 15g

28 剂，水煎服，每日 1 剂。

复诊（2019 年 10 月 22 日）：胸闷、背痛、睡眠差诸症减轻，胸憋闷次数减少，仍心悸，食欲好，大便溏，2～3 次/日。舌胖苔薄白，脉沉细弦。血压 156/64mmHg，心率 77 次/分。

处方：

党参 20g	红芪 20g	薤白 10g	川芎 10g
丹参 20g	红花 10g	鬼箭羽 12g	郁金 10g
枳壳 10g	片姜黄 10g	伸筋草 12g	炒白术 12g
茯苓 15g	苍术 15g	石榴皮 10g	赤芍 15g
白芍 15g	夜交藤 20g	制远志 6g	羌活 10g
炒酸枣仁 15g			

28 剂，水煎服，每日 1 剂。

三诊（2019 年 11 月 19 日）：服药后背痛未作，胸闷痛发作次数减少，心悸未发作，食欲、睡眠好，大便溏，3～4 次/

中篇 / 临证验案

085

日。舌胖有齿痕，苔薄腻，脉沉细弦。血压 140/60mmHg，心率 71 次 / 分。

处方：

党参 20g	红芪 20g	薤白 10g	川芎 10g
丹参 20g	红花 10g	鬼箭羽 12g	郁金 10g
枳壳 10g	片姜黄 10g	炒白术 12g	苍术 15g
诃子 10g	石榴皮 10g	薏苡仁 15g	夜交藤 20g
合欢皮 20g	制远志 6g	炒酸枣仁 15g	

28 剂，水煎服，每日 1 剂。

【验案评析】

患者饮食不节，脾失健运，气血生化乏源，痰浊内生，阻滞脉络，瘀血内生，痰瘀互结，导致血浊。气虚日久，阳气亦虚，胸阳失展，痰瘀阻络，症见胸闷憋气。痰瘀扰心，神失所舍，致心悸不寐。便溏，舌胖有齿痕，苔薄白，脉沉细，均为脾虚、气虚生化乏源之征。胸阳不足则后背畏寒疼痛。故治疗拟益气通阳、活血安神为法。首诊在益气通脉汤基础上加薤白、川芎辛散温通、宽胸活血，用夜交藤、远志、炒酸枣仁养血安神。患者背痛，加羌活、伸筋草散风通络止痛。二诊时患者胸闷症状明显缓解，大便溏，2 ～ 3 次 / 日，舌胖苔薄白，脾虚证明显。故在原方基础上加茯苓、苍术、白术健脾燥湿止泻，加石榴皮涩肠止泻。三诊时患者诸症缓解，唯见大便溏，舌胖有齿痕，苔薄腻，脉沉细弦，加诃子、薏苡仁涩肠燥湿止泻。此病例表明，胸痹心痛病位虽主要在心肺，但与脾胃关系密切，因此治疗上需要调护脾胃。

【案二】伴免疫系统疾病

患者刘某，女，53 岁。2018 年 12 月 26 日初诊。

主诉：心前区疼痛 1 周。1 周前心前区阵发性隐痛，伴咽部发紧，乏力，气短，双腿发沉水肿。食欲尚好，不易入睡，大便干燥，平时靠开塞露通便。既往红斑狼疮病史，高脂血症。舌胖有齿痕，苔薄腻微黄，脉细弦。血压 124/70mmHg，心率 56 次/分。心电图提示：窦性心动过缓。

辨证：气虚血瘀，肝脾失调。

治法：益气活血，健脾调肝。

处方：

党参 15g	红芪 10g	丹参 20g	红花 10g
桃仁 10g	郁金 10g	枳壳 10g	片姜黄 10g
泽兰 15g	猪苓 15g	茯苓 15g	炒白术 30g
全瓜蒌 30g	合欢皮 20g	制远志 6g	炒酸枣仁 15g
珍珠粉 0.6g^{冲}			

14 剂，水煎服，每日 1 剂。

复诊（2019 年 1 月 9 日）：服药后心前区隐痛明显减轻，近几日咽部异物感，吐之不出，咽之不下。食欲一般，睡眠易惊醒，大便干燥好转。舌胖边有齿痕，苔薄黄，脉沉细。血压 128/80mmHg，心率 57 次/分。

处方：

党参 15g	红芪 10g	丹参 20g	红花 10g
郁金 10g	枳壳 10g	片姜黄 10g	桃仁 10g
茯苓 15g	旋覆花 10g^{包煎}	代赭石 15g^{先煎}	全瓜蒌 30g
当归 15g	石斛 10g	炒酸枣仁 15g	熟地黄 10g
炒白术 30g			

14 剂，水煎服，每日 1 剂。

三诊（2019 年 11 月 12 日）：患者自诉服二诊药 1 个月后胸痛等诸症好转，故未复诊。但近三周活动后心前区疼痛再次发作，伴有乏力、烦躁，四肢干涩发胀，左侧头胀痛，颜面起暗疹，胸痛彻背。食欲一般，大便干燥，以开塞露通便。血压 119/76mmHg，心率 59 次 / 分。

处方：

党参 15g	红芪 10g	薤白 10g	川芎 10g
丹参 20g	红花 10g	鬼箭羽 10g	郁金 10g
片姜黄 10g	石斛 10g	当归 15g	钩藤 15g后下
菊花 10g	夏枯草 12g	茺蔚子 10g	蜈蚣 2 条
茯苓 10g	蜜桑白皮 10g	白芷 10g	

14 剂，水煎服，每日 1 剂。

【验案评析】

该患者素有自身免疫系统疾病，久病气虚，肺虚津液失于输布，脾虚水湿不运，气血生化乏源，肾虚失于蒸腾气化，水饮内停。心脾气虚，则乏力气短，舌胖大齿痕；气虚则血运不畅，日久成瘀，症见胸背彻痛、心前区隐痛、暗疹、四肢干涩；气虚水湿内停而见腿沉肢肿。中医辨证为气虚血瘀水停。治疗予益气通脉汤合五苓散加减，其中党参、红芪、白术甘温补气升阳，气足则能运血，血行流利，瘀血渐消，服药后胸闷胸痛明显缓解。二诊时患者出现咽堵不适，即梅核气，属痰气互结交阻于咽，其基本病机包括两方面，一为无形之痰壅滞，二为气逆上行。治疗上采用化痰降逆的方法，往往可以取效。予茯苓、瓜蒌化痰渗湿，旋覆花、代赭石降逆肃肺平肝。药后患者诸症缓解。11 月天气寒冷，患者胸痹再发，考虑病机为气虚血瘀伴有寒凝，故治疗时加薤白、川芎辛散温通，活血化瘀。患者症见头胀痛，大便干，烦躁，面部暗疹，属于肝火内郁，加钩藤、菊花、夏枯草、茺蔚子平肝，蜈蚣息风通络。

【案三】伴围绝经期综合征

患者孙某，女，56 岁。2019 年 11 月 20 日初诊。

主诉：间断胸闷、气短 25 年，伴心慌加重 2 个月。25 年前心电图提示：T 波倒置（具体不详）。在心脏专科医院查心脏 MRI 提示：左室侧壁肥厚，心尖肥厚，未经系统治疗。10 年前胸闷加重，口服富马酸比索洛尔片 1/4 片、每日一次，诸症状控制尚可。2 个月前因休息不佳出现心慌。刻下：心慌偶尔发作，持续 2 ～ 3 分钟，休息后可缓解，轰热汗出，晨起明显，胃胀痛，胸骨后疼痛，口干欲饮，无口苦，无短气乏力，反酸，进食腹胀，食欲差，眠可，小便调，大便 1 ～ 2 日一行，先干后稀。舌胖大有齿痕，苔薄腻微黄，脉沉细。血压 110/57mmHg。心率 61 次 / 分，律齐。既往高脂血症。

辨证：气虚血瘀，肝血不足，脾胃不和。

治法：益气活血，养血安神，健脾和胃。

处方：

党参 20g	红芪 20g	炒白术 15g	茯苓 15g
香橼皮 10g	鸡内金 10g	砂仁 6g^{后下}	乌贼骨 12g
煅瓦楞子 15g^{先煎}	五味子 10g	丹参 20g	桃仁 10g
夜交藤 30g	制远志 6g	炒酸枣仁 15g	延胡索 10g
香附 10g	火麻仁 15g		

14 剂，水煎服，每日 1 剂。

复诊（2019年12月3日）：服药后轰热汗出明显缓解，心慌、胃脘痛未发作，乏力减轻，偶尔反酸，大便已不干，入睡困难，食欲好。舌胖大有齿痕，苔薄腻，脉沉细。血压103/61mmHg。心率66次/分，律齐。

处方：

党参20g	红芪10g	炒白术15g	茯苓15g
丹参20g	红花10g	延胡索10g	川楝子10g
乌贼骨12g	煅瓦楞子15g^{先煎}	火麻仁15g	赤芍15g
白芍15g	当归15g	夜交藤20g	制远志6g
炒酸枣仁15g			

14剂，水煎服，每日1剂。

【验案评析】

中医辨证该患者属肝脾不和、气滞血瘀证。患者休息不佳诱发胸闷心悸，休息后缓解，大便1～2日一行，先干后稀，舌胖大有齿痕，苔薄腻微黄，脉沉细，属于心脾两虚表现。轰热汗出，晨起明显，胃胀痛，胸骨后疼痛，口干欲饮，无口苦，反酸，属血虚肝郁、肝气犯胃表现。患者病25年，久病入络，瘀血闭阻心脉而致胸骨后疼痛。治疗以益气活血为主，兼以疏肝养血理气。方用益气通脉汤合疏肝养血安神药物。患者脾胃亏虚，土虚木乘，故以益气补土为主，方中党参、红芪、炒白术、茯苓益气健脾，鸡内金、砂仁消食理脾。肝气犯胃，胃胀口干，予香橼皮疏肝理气、宽中、化痰。香橼理气而不燥，不伤阴血津液，常与佛手合用以疏肝平肝、和胃降逆。另予丹参、桃仁活血，延胡索、香附疏肝。服药后胃脘痛未发作，乏力减轻，偶尔反酸，继续以益气活血、行气止痛、养血安神之法巩固疗效。

【案四】伴慢性阻塞性肺疾病

患者颜某某，女，57 岁。2019 年 10 月 23 日初诊。

主诉：近年来受凉后出现背痛，呈阵发性隐痛，吸氧 5 分钟后可缓解。刻下：喘，咯白黏痰，咽中似有痰但咯不出，乏力气短，走路则子宫下垂脱出，食欲一般，二便正常。舌边尖红，苔厚腻微黄，脉沉细弦。血压 143/79mmHg。心率 103 次 / 分。既往慢性阻塞性肺疾病，支气管扩张病史，高血压、高脂血症病史。心电图：窦性心动过速。超声心动：心内结构及功能未见明显异常。

辨证：气虚血瘀，痰热内蕴。

治法：益气活血，清肺化痰。

处方：

党参 20g	红芪 15g	丹参 20g	红花 10g
羌活 10g	伸筋草 12g	川芎 10g	杏仁 10g
桑白皮 12g	苏子 10g	苏梗 10g	浙贝母 10g
鱼腥草 20g	炒白术 12g	茯苓 15g	藿香 10g
佩兰 10g	炒栀子 10g		

14 剂，水煎服，每日 1 剂。

复诊（2019 年 11 月 26 日）：服药后乏力减轻，喘未发作，晨起咯白黏痰，动则气短，食欲好，大便黏腻。舌尖红，苔黄腻，脉沉细弦。血压 146/80mmHg。心率 98 次 / 分。

处方：

党参 20g	红芪 15g	丹参 20g	红花 10g
羌活 10g	伸筋草 12g	川芎 10g	杏仁 10g
苏子 10g	苏梗 10g	山萸肉 12g	五味子 10g
浙贝母 10g	鱼腥草 20g	藿香 10g	佩兰 10g

炒栀子 10g　　桑白皮 12g　　茵陈 20g

14 剂，水煎服，每日 1 剂。

三诊（2020 年 1 月 21 日）：服药后喘明显减轻，一直未来就诊，近日晨起咯白黏痰，活动后气短伴胸憋闷，左胸痛窜痛，左小腿痛，食欲一般，大便偏干，排便不困难，2 ～ 3 次/日。舌边尖红，苔白腻，脉沉细。

处方：

党参 20g	红芪 20g	丹参 20g	红花 10g
炒白术 12g	茯苓 15g	苏子 10g	苏梗 10g
杏仁 10g	浙贝母 10g	鱼腥草 20g	白蒺藜 10g
皂角刺 3g	香附 10g	川牛膝 10g	木瓜 10g
墨旱莲 20g			

14 剂，水煎服，每日 1 剂。

【验案评析】

该患者慢性阻塞性肺病，遇寒后背痛隐隐，喘咳，咯白黏痰，且不易咯出。舌边尖红，苔厚腻微黄，脉沉细弦。证属寒痰阻肺，郁而化热。同时患者乏力气短，走路则子宫下垂脱出，食欲一般，为明显气虚下陷证表现。患者以气虚为主，同时伴有上焦郁热，导致舌尖红赤。气虚不能运血，血行迟滞，日久成瘀。病位涉及肺、脾、心，病性虚实夹杂。患者现喘、嗽明显，舌苔厚腻，急则治其标，以清热化痰活血为主，同时兼顾扶正。方以益气通脉汤合桑杏汤加减治疗。益气通脉汤益气活血通络，桑杏汤清宣温燥、润肺止咳。因患者无明显表证，而肺热喘咳明显，故去桑叶，改用桑白皮代替。桑白皮清肺泻肺力强。杏仁宣利肺气，润燥止咳。浙贝母清热化痰，与杏仁常相须为用，以加强止咳化痰作用。

栀子辛凉，清三焦火热之气。鱼腥草辛寒，入肺经，能清热解毒，利尿消肿。现代研究表明，鱼腥草中的挥发油含有具有抗菌作用的癸酰乙醛、月桂醛等，具有增强免疫力、抗菌、抗病毒、抗肿瘤、利尿作用，临床常用于治疗肺炎、肺脓疡、疟疾、淋病、痈肿等。郭维琴教授常用鱼腥草治疗痰热阻肺之咳喘黄痰诸症。患者背痛，予入督脉之羌活疏风散邪、通痹止痛，配合伸筋草活血通经止痛。予藿香、佩兰、茯苓、白术健脾化湿和中。服药后乏力减轻，喘未发作。下焦湿热明显，大便黏滞不爽，加茵陈清利下焦湿热。三诊服药后喘咳明显减轻，大便成形，舌边尖红，上焦郁热，继续用栀子、浙贝母、鱼腥草清肺热。舌红，脉沉细，存在阴虚内热，予墨旱莲，仿二至丸之意补益肝肾，滋阴清热。

第二章　郭维琴教授诊治心力衰竭（心水）经验

一、心力衰竭提要

　　心力衰竭是指心系疾病日久，或诸病累及于心，使心体受损，脏真受伤，心脉运行无力而致血脉不畅，血瘀水停，从而引起临床上以心悸、气短、喘憋、咳嗽、咯痰或伴有水肿、胁下痞块等为主症的危重病症。心力衰竭依其临床表现可归属于"水肿""心悸""喘证""心胀""心水"等范畴，早在《备急千金要方》里就有"心衰则伏，肝微则沉，故令脉伏而沉……利其溲便，遂通水道……喘息则微"的论述。更早在《黄帝内经》中也有心力衰竭症状的相关描述，并阐明了其心脉闭阻的病因，如《素问·痹论》曰："心痹者，脉不通，烦则心下鼓，暴上气而喘。"《灵枢·胀论》曰："心胀者，烦心，短气，卧不安。"

　　《素问·逆调论》曰："夫不得卧，卧则喘者，是水气之客也；夫水者，循津液而流也，肾者，水脏，主津液，主卧与喘也。"《素问·水热穴论》曰："水病下为胕肿大腹，上为喘呼，不得卧者，标本俱病，故肺为喘呼，肾为水肿……水气之所留也。"《金匮要略·水气病脉证并治》曰："心水者，其身重而少气，不得卧，烦而躁，其人阴肿。"以上文献阐述了水气为病的症状，并指出水气为病与心、肺、肾诸脏相关。

二、病因病机

（一）气虚血瘀，阳虚水泛是"心水"发病之本

郭维琴教授依据心力衰竭的临床表现，将心力衰竭命名为"心水"，以"心水"论治，病位在心，但与肺、脾、肾、肝等脏均密切相关。病性为虚实夹杂，虚者，心气虚，久及心阳；实者，气血运行不畅，三焦水道不利，产生痰、饮、水、瘀而致病。郭老师提出"气虚血瘀，阳虚水泛"是心力衰竭的发病之本。

心主血，血为阴，血的运行与濡养作用依赖于气的推动。"动"是气的根本属性，血脉正常运行是心生理功能正常的基本保障。《素问·六节藏象论》云："气和而生，津液相成，神乃自生。"人体之气充盛，则能推动血之正常运行。脏腑经络之气机旺盛，就能维持机体各器官、各系统间活动的相对平衡以及机体与周围环境的动态平衡。如《类经·摄生类》曰："人之有生，全赖此气。"一切疾病的发生都与气的生成和运行失常有关。如《景岳全书·诸气》曰："凡病之为虚为实，为寒为热，至其病变，莫可名状，欲求其本，则止一气足以尽之。盖气有不调之处，即病本所在之处也。"心为五脏六腑之大主，心气虚衰则五脏六腑之气亦随之而弱。郭维琴教授认为心系疾病与人体之气虚衰、脏腑之气虚乏有密切关系，故临证治疗重视"补气与调气"，强调"气者，人之根本也"。

中篇／临证验案

095

（二）心气亏虚，血脉瘀阻是"心水"发病之主因

心为五脏六腑之大主，心主血脉，血脉包含两个方面内容，即血与脉。血属阴，靠心气的温煦与推动，同时有气的固摄才能正常运行于脉内，发挥其濡养五脏六腑、四肢百骸的作用。心气不足，心阳虚衰，推动血脉运行失常，就会导致血脉瘀滞，形成心血瘀阻。《金匮要略·水气病脉证并治》有"血不利则为水"的记载，其中"血不利"为因，"水"为果，血脉瘀滞又成为心气虚衰与水饮内停的中间环节。水饮停于脏腑，三焦水道不通，又影响气血的运行，导致气虚血瘀加重，形成恶性循环，故补气活血利水是阻断心力衰竭病情发展演变的根本途径。

（三）三焦不利，痰饮内停是"心水"发病之别因

《难经·六十六难》说："三焦者，原气之别使也，主通行三气，经历于五脏六腑。"三焦通行元气于全身，是人体之气升降出入的通道，亦是气化的场所，三焦有主持诸气、总司全身气机和气化的功能。《难经·三十八难》谓三焦"有原气之别焉，主持诸气"。同时三焦亦是水液运行的主通道。《素问·灵兰秘典论》记载："三焦者，决渎之官，水道出焉。"决，疏通之意；渎，沟渠。决渎，即疏通水道。也就是说，三焦有疏通水道、运行水液的作用，是水液升降出入的通路。全身的水液代谢，是由肺、脾、胃、肠、肾和膀胱等许多脏腑协同完成的，但必须以三焦为通道，才能正常地升降出入。如果三焦水道不利，肺、脾、肾等脏腑调节水液的功能将难以实现，则引起水液代谢的失常，导致水液输布与

排泄障碍，产生痰饮、水肿等病变。如《类经·藏象类》所说："上焦不治，则水泛高原；中焦不治，则水留中脘；下焦不治，则水乱二便。"

郭维琴教授认为心力衰竭原因复杂，或外感六淫，或过度劳累而诱发；或禀赋异常，复感六淫之邪直犯心体，耗伤心气；或药物损伤，毒邪入血，直伤心体。心为五脏六腑之大主，早期耗伤心气，日久可累及肺、脾、肾。肺为气之主，肾为气之根，脾为气血生化之源。肺失宣肃，脾失健运，肾不纳气，脏气虚衰，必伤及阳气。气虚日久及阳，致肾阳亏虚，脾阳不振，气血运行失常，三焦水道不利，水饮内停，凌心犯肺，泛溢全身，使心悸、喘憋及水肿加重；水饮泛溢肌肤、内脏间隙，可表现为水肿、鼓胀、悬饮；心行血，肝藏血，心气亏虚则心血瘀阻，肝失疏泄则藏血异常，瘀结胁下，可形成癥积。

三、治疗心力衰竭的核心方药

郭维琴教授治疗心力衰竭常用自拟益气泻肺方，其主要药物组成有：党参、红芪、桑白皮、葶苈子、泽兰、猪苓、茯苓、车前子、丹参、红花、鬼箭羽。冠心病心力衰竭多酌情加用片姜黄、郁金、炒枳壳。

郭维琴教授治疗该病用药有以下特点。

（一）补气温阳是根本

郭老师用药独具匠心，善用芪、参相配伍，补益心气，取保元之意。黄芪，味甘，性微温，归肺、脾经，具有补气升阳、利水消肿、行滞通痹兼清虚热之功效，常用于治疗气虚乏力，中气下陷，气虚水肿，内热消渴。党参（或人参），味甘，平，补元气，益中气，和胃生津，祛痰止咳。张锡纯在《医学衷中参西录·人参解》中言："人参之种类不一，古所用之人参，方书皆谓出于上党，即今之党参是也。""一当久病之余，元气亏损，人参兼能固元气也。"郭老师在处方过程中，常根据病情取用红参、人参、党参、太子参、西洋参等以补元气。同时，多用肉桂、桂枝、荜茇、淫羊藿、菟丝子、补骨脂等温阳之药，通补结合，补而不燥，用治慢性病，以求缓治。

（二）活血通脉贯穿始终

心主血，肺主气，心主行血，肺主呼吸，心肺同居胸中。宗气贯心脉以行气血，宗气是由脾胃所化生的精微之气和肺所吸入的清气组成，宗气的生成与肺脾之气密切相关。肺脾气虚，则宗气生成不足，无力助心推动血脉畅行，影响心脉的循行。心主行血，脾主生血，通过健运脾胃，可促气血生化旺盛。心气充沛，血脉充盛，宗气充实则心脉通畅，血行流利。党参配伍黄芪为补气之圣药，相须相使，增强补气培元之功。补脾益肺，增强卫外之功，元气足，从而五脏得以给养，心气得以充足，气血运行通畅，通则不痛，荣则不痛。

活血法贯穿始终，以助化瘀行水，通利脉道。郭老师善于应用丹参、红花为对药，配泽兰、鬼箭羽活血利水，同时加用角药片姜黄、郁金、枳壳疏利肝气，增强肝之疏泄以助心行血，达到补心气、通血脉的目的，与益气药红芪、党参相配伍，则活血行水而不伤正。

（三）调畅气机是手段

郭老师善于从上、中、下三焦论治痰饮水湿。上焦以桑白皮、葶苈子泻肺利水，中焦以茯苓、苍术、白术健脾利湿，下焦以猪苓、泽兰、车前子渗湿利水而不伤阴。同时重视温补心、脾、肾，以助元气生发。根据病情以桂枝、薤白温通心阳，以干姜、荜茇温运脾阳，以菟丝子、补骨脂、淫羊藿、制附子等温补肾阳。肾为五脏精气之根，内藏元阴、元阳，温补肾阳，可助振元阳之气，结合参、芪大补元气，行元气于全身，使三焦水道通利，心之气血充盛，五脏得养，祛疾复正。

四、心力衰竭医案实录

（一）扩张型心肌病并心力衰竭

扩张型心肌病是心肌病的常见类型，是指原因不明的以左室、右室或双心腔扩大和收缩功能障碍等为主要特征的复合型心肌病。病情呈进行性加重，可伴发室性和室上性心律失常，进行性心力衰竭，血栓栓塞，甚至猝死，预后极差。死亡可发生于疾病的任何阶段，为心血管系统疾病治疗上的一大难题。该病临床上主要以超声心动图作为诊断依据。

中医无"扩张型心肌病"的病名，依其临床表现可归属于"水肿""心悸""喘证""心胀"等范畴。类似内容可见于多种古代文献中，如《素问·水热穴论》载："水病下为胕肿大腹，上为喘呼，不得卧者，标本俱病。"《灵枢·胀论》载："心胀者，烦心，短气，卧不安。"郭教授认为本病病因复杂，内因、外因夹杂致病。可因外感六淫病邪或过度劳累而诱发，也可因六淫之邪直犯心体所致。六淫之邪直犯心体的早期耗伤心气，致气虚推动无力，血脉运行不畅，出现气虚血瘀，进一步会伤及肺、脾、肾，脏气虚衰，久则耗伤元阳，则气化失常，三焦水道不畅，水液失于运化、输布而为痰、为饮，血瘀水泛，上凌心肺，外溢肌肤。该病是在正气内虚的基础上感受外邪，外邪久而不除，内舍于心，伤及他脏。病程中虚、痰、瘀三者相互影响。

20世纪80年代，郭维琴教授提出心力衰竭临床以悸、喘、肿、脱为主要表现，按照既往中医命名习惯，可以归属于虚劳、心悸、怔忡、喘证、哮证、水肿、痰饮、癥瘕、心水等范畴，心力衰竭末期阴阳离绝，则属于脱证、厥证范畴。

近年来，郭维琴教授根据心力衰竭患者病理生理学特点及临床表现以及辅助检查结果，认为心力衰竭患者疾病发生主要存在心脏收缩功能下降及心脏前后负荷增加两方面。实验室检查提示脑钠肽（BNP）或N端脑钠肽前体（NT-proBNP）升高，其主要病机为本虚与标实两个方面。本虚主要是气虚及阳，利尿剂应用太过则伤及津液，可以兼见阴血亏虚；标实主要是水停和血瘀。郭老师常以有效方益气泻肺汤治疗心力衰竭。

【案一】

患者刘某，女，48岁。2015年12月2日初诊。

主诉：乏力气短伴喘憋1年余，加重半年。因活动后喘憋伴双下肢水肿于某心脏专科医院诊断为"扩张型心肌病，心功能不全"，予地高辛、螺内酯、培哚普利、盐酸曲美他嗪、吲达帕胺、琥珀酸美托洛尔缓释片控制。刻下：乏力气短，活动则喘，夜间偶有憋醒，不咳，无痰，食欲好，大便溏，2～3次/日。既往高血压病史，否认冠心病、糖尿病及饮酒史。舌胖有齿痕，苔薄腻，脉沉细无力。

心脏专科医院心脏彩超检查（2015年11月12日）提示：左心增大（收缩期末径58mm，舒张期末径63mm），室壁运动普遍减低，升主动脉增宽，二尖瓣、主动脉瓣轻度反流，左心功能减低，射血分数（EF）28%。2015年11月19日在心脏专科医院冠脉CTA检查未见异常。

辨证：气虚阳衰，瘀阻饮停，土虚木郁。

治法：补气温阳，活血利水，健脾调肝。

处方：

党参 15g	红芪 10g	桑白皮 12g	葶苈子 15g
泽兰 15g	猪苓 15g	茯苓 15g	车前子 20g^{包煎}
丹参 20g	薤白 10g	萆薢 6g	桂枝 6g
炒白术 15g	苍术 20g	制远志 6g	炒酸枣仁 15g
红花 10g			

14剂，水煎服，每日1剂。

二诊（2015年12月15日）：服药后无夜间阵发性呼吸困难，乏力、畏寒、气短等诸症好转，下肢不肿，咽痒咳嗽，咯稀白痰，头晕，食欲好，大便溏，2～3次/日。舌胖有齿痕，苔薄腻，脉沉细无力。血压 130/80mmHg，心率 64 次 / 分。

处方：

党参 15g	红芪 10g	桑白皮 12g	葶苈子 15g
泽兰 15g	猪苓 15g	茯苓 15g	车前子 20g[包煎]
丹参 20g	红花 10g	薤白 10g	荜茇 6g
桂枝 6g	炒白术 15g	苍术 20g	制远志 6g
炒酸枣仁 15g	川芎 10g		

56 剂，水煎服，每日 1 剂。

三诊（2016 年 3 月 2 日）：服药后无夜间阵发性呼吸困难，乏力减轻，能平卧，咯稀白痰、量多，下肢水肿，食欲好，小便黄，大便正常。舌胖有齿痕，苔薄白腻，脉沉细无力。血压 110/80mmHg，心率 84 次 / 分，律齐。

处方：

党参 15g	红芪 10g	桑白皮 12g	葶苈子 15g
泽兰 15g	猪苓 15g	茯苓 15g	车前子 20g[包煎]
丹参 20g	红花 10g	薤白 10g	荜茇 6g
桂枝 6g	炒白术 15g	苍术 20g	苏子 10g
苏梗 10g	芡实 10g	浙贝母 10g	

28 剂，水煎服，每日 1 剂。

患者在郭老师门诊先后就诊三次，共服药 98 剂，服药后部分检查结果如下。

北京中医药大学东直门医院检查心脏彩超（2016 年 6 月 3 日）：左心轻大（收缩期末径 37.3mm，舒张期末径 50.9mm），局部室壁运动减低，升主动脉增宽，左心功能轻度减低，EF 51.8%。

某心脏专科医院检查心脏彩超（2016 年 11 月 30 日）：左心增大（收缩期末径 39mm，舒张期末径 56mm），局部室壁运动减低，升主动脉增宽，左心功能轻度减低，EF 56%。

北京中医药大学东直门医院检查心脏彩超（2017 年 3 月 14 日）：左心轻大（收缩期末径 33.9mm，舒张期末径 51.8mm），局部室壁运动减低，升主动脉增宽，左心功能轻度减低，EF 63%。

【验案评析】

根据本案患者症状、舌象、脉象，郭老师辨证为心气阳虚，瘀阻饮停，土虚木郁，结合辨病，以益气泻肺汤加减治疗。以红芪、党参补益心气。参、芪配伍，大补元气，健脾益气，补心养脾。以桂枝、薤白、荜茇温通心阳，温运脾阳。上焦以桑白皮、葶苈子，泻肺利水；中焦以白术、苍术、茯苓健脾以运化水湿，佐加苏子、苏梗降气醒脾；下焦补肾以猪苓、泽兰、车前子利水泄浊而不伤正。以丹参、红花为常用对药活血行水，与益气药红芪、党参相配伍，活血行水而不伤正。以酸枣仁、远志养心调肝。《灵枢·营卫生会》载："上焦如雾，中焦如沤，下焦如渎。"概括了三焦输布运化排泄水湿的主要功能。郭老师临床治疗利水重在通利三焦，在实践中取得了良好效果。患者不仅症状改善，查心脏彩超 EF 值由初诊时 28% 逐渐好转，经治 1 年 4 个月恢复正常，升至 63%。

【案二】

患者刘某，男，47 岁。2019 年 4 月 9 日初诊。

主诉：喘憋不能平卧 4 年余。2014 年底，患者在工地扛重物后当晚即喘憋不能平卧，当地医院诊断为"扩张型心肌病，心力衰竭"，予以利尿剂、倍他乐克治疗后缓解。出院后坚持服用呋塞米、螺内酯、琥珀酸美托洛尔、缬沙坦，持续至今。刻下：日常仍喘憋，夜间不能平卧入睡，不耐劳累，服利尿剂后无双下肢水肿、无夜间阵发性呼吸困难，食欲好，大便溏薄，1 次 / 日。舌质淡红，舌体胖有齿痕，苔薄白，脉沉细无力。既往否认高血压、冠心病、糖尿病、高脂血症史。血压 119/80mmHg，心率 87 次 / 分。心电图：窦性心律，大致正常。超声心动提示：左心增大，室壁运动普遍减低，主动脉窦增宽，左室收缩功能减低，左室舒张期末径 63.2mm，左室收缩期末径 49.9mm，EF 41.9%，BNP 38.3pg/L。中医诊断：心水；西医诊断：扩张型心肌病，心功能不全。

辨证：气虚阳衰，瘀阻饮停，脾虚湿蕴。

治法：补气温阳，活血利水，健脾祛湿。

处方：

红芪 20g	党参 15g	桑白皮 15g	葶苈子 15g
泽兰 15g	猪苓 15g	车前子 20g^{包煎}	炒白术 12g
炒苍术 15g	郁金 10g	枳壳 10g	桂枝 6g
茯苓 15g			

28 剂，水煎服，每日 1 剂。

二诊（2019 年 5 月 8 日）：服药后能平卧入睡，无夜间阵发呼吸困难，痰量减少，咯稀白痰，食欲好，大便溏薄，1 次 / 日，舌边尖暗红，苔薄腻，脉沉细滑。血压 115/75mmHg，心率 75 次 / 分。

处方：

红芪 20g	党参 15g	桑白皮 15g	葶苈子 15g

| 泽兰 15g | 猪苓 15g | 车前子 20g^{包煎} | 丹参 20g |

泽兰 15g　　猪苓 15g　　车前子 20g^{包煎}　　丹参 20g

红花 10g　　炒白术 12g　　炒苍术 15g　　炒薏苡仁 15g

苏梗 10g　　浙贝母 10g　　郁金 10g　　桂枝 6g

茯苓 15g　　苏子 10g

28 剂，水煎服，每日 1 剂。

三诊（2019 年 6 月 5 日）：患者药后精神大好，无夜间阵发呼吸困难，晨起有痰，为白黏痰，中间夹小黄痰块，偶有头晕头胀，数秒即过，食欲、睡眠好，小便正常，大便成形。舌胖有齿痕，苔薄白，脉沉细无力。血压 106/73mmHg，心率 84 次 / 分，律齐。

处方：

红芪 20g　　党参 15g　　桑白皮 15g　　葶苈子 15g

泽兰 15g　　猪苓 15g　　车前子 20g^{包煎}　　丹参 20g

红花 10g　　炒白术 12g　　炒苍术 15g　　炒薏苡仁 15g

杏仁 10g　　桔梗 10g　　甘草 6g　　浙贝母 10g

茯苓 15g

28 剂，水煎服，每日 1 剂。

四诊（2019 年 7 月 3 日）：药后精神体力好转，无夜间阵发呼吸困难，痰量减少，服药期间出现两次头晕、头胀，数秒即过，食欲、睡眠好，二便正常。舌胖有齿痕，苔薄白，脉沉细。患者病情已稳定，诸症好转，效不更方，继续治疗中，随证略有加减。

7 月 3 日复查心脏彩超：左房轻大，左室增大，主动脉窦轻度增宽。左室舒张期末径 62mm，左室收缩期末径 41mm，EF 61%。心电图：窦性心律，大致正常心电图。

处方：

党参 20g	红芪 20g	桑白皮 12g	葶苈子 15g
泽兰 15g	猪苓 15g	茯苓 15g	车前子 20g^{包煎}
丹参 20g	红花 10g	炒白术 12g	苍术 15g
干姜 10g	炒薏苡仁 12g	杏仁 10g	桔梗 10g
生甘草 6g	浙贝母 10g		

28 剂，水煎服，每日 1 剂。

患者四诊以后病情一直平稳向好。后随证加减治疗 3 月余，病情稳定，逐渐减少利尿剂使用。

【验案评析】

本案患者为体力劳动者，诊断为扩张型心肌病合并心力衰竭。症状以活动后喘憋为主伴有咯白痰。此患者长年从事重体力劳动，正气日耗，诸脏亏虚，致水饮内停，日久生瘀。心肺为阳脏，居于阳位，心肺亏虚，水饮、瘀血乘于阳位，凌心射肺，胸阳失展，发生胸闷喘促。拟益气活血利水为法治疗，方用益气泻肺汤加减。郭老师多年临床实践证实：益气泻肺汤治疗气虚血瘀水停之心力衰竭疗效显著。患者舌胖有齿痕，苔薄白，脉沉细无力，考虑阳虚水停，故合五苓散通阳利水。此外，郭老师在治疗扩张型心肌病中屡用党参、黄芪补益脏腑之气，先后选用桂枝配茯苓助心火以生脾土，应用苍术、白术健脾利湿以助心阳，枳壳、郁金以调肝理气活血。

二诊时患者服药后心力衰竭症状减轻，唯肺脾两虚，痰浊阻肺，便溏，咯白痰。苔薄腻，脉细滑。故在原益气活血利水基础上，增加健脾化痰除湿中药。苍术、白术、炒薏苡仁健脾燥湿，猪苓、茯苓、车前子淡渗利湿，浙贝母化痰，苏子、苏梗定喘下气、理气宽中、消痰通便。患者仍心阳不振，继续予红芪、党参、桂枝升阳、通阳。该患者心脾两虚，寒痰水饮内生，上犯心肺，因此治疗上重视脾胃调理。脾胃健而气血生化有源，中焦调则气机升降有序，温肾阳以上济心阳。

三诊患者精神体力均较前大好，正气来复。服药期间偶出现头晕，咯痰质黏而中央兼有黄块，说明患者痰浊阻滞于肺，郁而化热。舌胖有齿痕，苔薄白，脉沉细无力，总体仍以气虚湿阻为主。故治疗上仍以益气泻肺汤益气活血利水为主，以苍术、白术、茯苓、炒薏苡仁健脾，治痰之源头，用桔梗、杏仁、浙贝母、桑白皮宣降肺气，清肺化痰。心、肺、脾三脏同治，使正复邪去。

四诊患者无活动后喘憋气促，夜间可平卧，无夜间憋醒，双下肢无水肿，痰量少而易咯出，头晕、头胀好转，脉象无力感已消失。考虑患者正气来复，血瘀已除，故立法有所调整，改以益气泻肺利水化痰为法。方以益气泻肺汤为主，另合杏苏散肃肺化痰。经治疗 4 个月，患者复查心脏彩超，EF由 41.9% 升至 61%，左室收缩末径明显缩小。

该病例充分体现了郭老师以五脏论治扩张型心肌病合并心力衰竭的思路。五脏均可导致心力衰竭的发生，不独属心，脾、肺、肾、肝的功能异常也可导致心力衰竭发生，尤其脾与心力衰竭的发生关系最为密切。因此心力衰竭治疗不可单纯拘泥于心主之功能调治，而是需要五脏整体论治。现代人生活压力大，心血管疾病患者合并焦虑、抑郁等不良事件明显增加，因此在益气活血利水治疗基础上应不忘调肝。此患者辅以疏肝法治疗，使疏而不燥，肝血旺而肝气调达，明显提高了疗效。

【案三】

患者张某某，男，69岁。2019年5月22日初诊。

主诉：心悸3年，逐年加重。于2017年出现乏力心悸不能平卧，于北京阜外医院就诊，诊断为"扩张型心肌病，心力衰竭，心律失常，完全性左束支传导阻滞"。刻下：乏力畏寒，四末凉，心悸，夜间阵发性呼吸困难，不能平卧，无明显咳喘，腹胀，食欲好，大便成形，1～2日一行。舌质暗红，苔白腻，脉沉弦。

辨证：气虚阳衰，瘀阻饮停，脾虚湿蕴。

治法：补气温阳，活血利水，健脾祛湿。

处方：

党参20g	红芪20g	桑白皮12g	葶苈子15g
泽兰15g	猪苓15g	茯苓15g	丹参20g
红花10g	薤白10g	桂枝6g	炒白术12g
炒莱菔子12g	鸡内金10g	砂仁6g^{后下}	车前子20g^{包煎}

28剂，水煎服，每日1剂。

二诊（2019年7月10日）：药后能平卧，无明显咳喘，仍乏力畏寒，四末发凉，心悸无停跳感，自觉能听到心跳声音，腹胀，食后尤甚，无下肢水肿，食欲好，大便正常。苔薄白，脉细弦。

处方：

党参20g	红芪20g	桑白皮12g	葶苈子15g

泽兰 15g　　　猪苓 15g　　　茯苓 15g　　　车前子 20g^{包煎}

丹参 20g　　　红花 10g　　　肉桂 6g　　　炒白术 12g

炒莱菔子 12g　砂仁 6g^{后下}　鸡内金 10g

56 剂，水煎服，每日 1 剂。

三诊（2019 年 11 月 6 日）：药后病情平稳，未来就诊，近日出现畏寒肢冷，起口疮疱疹，食后腹胀满，故来就诊。刻下无夜间阵发性呼吸困难，无下肢水肿，能平卧，食欲一般，二便正常。舌胖有齿痕，苔薄腻，脉沉弦。

处方：

党参 20g　　　红芪 10g　　　桑白皮 12g　　葶苈子 15g

泽兰 15g　　　猪苓 15g　　　茯苓 15g　　　车前子 20g^{包煎}

丹参 20g　　　红花 10g　　　肉桂 3g　　　炒白术 12g

炒莱菔子 12g　山萸肉 12g　川牛膝 10g　砂仁 6g^{后下}

鸡内金 10g　　合欢皮 20g　　制远志 6g　　炒酸枣仁 15g

56 剂，水煎服，每日 1 剂。

【验案评析】

本案初诊患者心悸乏力，四末不温，结合舌、脉辨证为气虚阳衰，瘀血阻络，水饮内伏，以益气泻肺汤益气温阳、泻肺利水、温通心脉，兼以健脾行气和胃，处方以益气泻肺汤加炒白术、砂仁、莱菔子、鸡内金等。患者经一诊治后，水饮渐退，夜间可平卧，无下肢水肿，仍畏寒肢冷，阳气亏虚明显，故在原益气温阳利水基础上加强温阳力量，去桂枝，加肉桂。血遇寒则凝，得温则行，阳主温煦，阳气虚衰，血失温养，行进迟滞，心失所养，故而心悸。心为离，内含君火；肾为坎，内藏天一之水，水火上下既济，则阴阳和谐。若心火亢于上，肾水盛于下，火不下行、水不上承，则水火未济，阴阳不得正位，阴阳失和，亦可引起心悸。患者心悸明显，考虑存在肾阳亏虚，心肾不交，故予肉桂引火归原，继续予党参、红芪甘温升阳。

患者心肾阳虚，水饮内停，予益气泻肺汤治疗后正气渐复，而下焦寒，阳气格拒，浮越于上，症见畏寒肢冷，同时口疮疱疹，脉沉弦，舌胖苔薄腻。需辨别阴阳，分清真热、假热。口疮疱疹如为阳证，需清热泻火治疗。但在临床中发现，多数口疮患者为阳虚或寒热错杂证。该患者虽有口疮疱疹，但畏寒肢冷、无便干，舌胖大有齿痕，舌苔润，脉沉弦，考虑患者颜面症状为虚阳上浮所致的真寒假热证，因此治疗上仍以温阳潜阳为主。具体治疗拟温阳益气、潜阳利水为法，方用益气泻肺汤加减以补真阴，助肾阳，利水滞。患者虚阳上浮，予肉桂引火归原，砂仁潜阳入肾，丹参配肉桂，取交泰丸意。患者虚阳上浮，扰动心神，予合欢皮、炒酸枣仁、远志以安神。

【案四】

患者张某，男，59岁。2019年1月8日初诊。

主诉：心悸5年，喘憋不能平卧4年。5年前因心悸在当地医院诊断为心房纤颤，用药（具体不详）后纠正，一年后又发作。某心脏专科医院诊断为扩张型心肌病、心力衰竭、冠心病，予地高辛、利尿剂治疗。2016年出现室速，于心脏专科医院安装ICD-T。刻下：动辄喘憋，不能平卧，四末不温。食欲好，二便正常。舌胖苔薄白腻，脉沉弦。既往有糖尿病史，长期酗酒吸烟。超声心动六项检查：左心及右房增大，二尖瓣中度反流，主动脉瓣、三尖瓣少量反流，肺动脉轻度高压，左室功能减低，EF 39%。心电图：起搏心律。

辨证：气虚阳衰，瘀阻饮停，脾肾两虚。

治法：补气温阳，活血利水，健脾补肾。

处方：

党参 20g	红芪 20g	桑白皮 12g	葶苈子 15g
泽兰 15g	猪苓 15g	茯苓 15g	车前子 20g 包煎
丹参 20g	红花 10g	炒白术 12g	桂枝 6g
连翘 15g	菟丝子 20g		

42 剂，水煎服，每日 1 剂。

二诊（2019 年 9 月 18 日）：服药后无夜间阵发性呼吸困难，无下肢水肿，能平卧，食欲好，二便正常，一直未就诊。近日因劳累出现喘憋、乏力，动则加重，下肢轻度水肿。舌胖苔黄腻，脉沉弦。心率 90 次 / 分，律齐。血压 127/70mmHg。

处方：

党参 20g	红芪 20g	桑白皮 12g	葶苈子 15g
泽兰 15g	猪苓 15g	茯苓 15g	车前子 20g 包煎
丹参 20g	红花 10g	桃仁 10g	藿香 10g
佩兰 10g	炒栀子 10g	炒白术 12g	连翘 15g
菟丝子 20g			

49 剂，水煎服，每日 1 剂。

三诊（2019 年 11 月 5 日）：服药后乏力减轻，说话有力，全身轻快，无夜间阵发性呼吸困难，能平卧，无下肢水肿，食欲好，二便正常。舌胖苔黄腻，脉沉弦。心率 63 次 / 分，律齐。血压 115/75mmHg。心脏彩色超声：起搏器术后，全心增大，室壁运动普遍减低，二尖瓣中度关闭不全，三尖瓣轻度关闭不全，主动脉瓣少量反流，肺动脉增宽，肺动脉高压（轻度），左室功能减低，EF 41%。

处方：

党参 20g	红芪 20g	桑白皮 12g	葶苈子 15g
泽兰 15g	猪苓 15g	茯苓 15g	车前子 20g^{包煎}
丹参 20g	红花 10g	当归 15g	白术 15g
川芎 10g	藿香 10g	佩兰 10g	连翘 15g
菟丝子 20g	枸杞子 12g		

28 剂，水煎服，每日 1 剂。

四诊（2019 年 12 月 3 日）：服药后病情平稳，无痰，无下肢水肿，无明显手足凉，食欲好，二便正常。苔黄腻，脉沉弦。

处方：

党参 30g	红芪 20g	桑白皮 12g	葶苈子 15g
泽兰 15g	猪苓 15g	茯苓 15g	车前子 20g^{包煎}
丹参 20g	红花 10g	炒白术 12g	桂枝 6g
藿香 10g	佩兰 10g	炒薏苡仁 12g	郁金 10g
菖蒲 10g	砂仁 6g^{后下}		

28 剂，水煎服，每日 1 剂。

【验案评析】

扩张型心肌病合并心力衰竭患者，多存在肾精亏虚，营血郁热。本案患者为老年男性，诊断为扩张型心肌病合并心力衰竭、房颤，辨证为气虚阳衰、瘀阻饮停、脾肾两虚，故在治疗时，应在益气泻肺汤基础上补肾清郁。郭维琴教授认为，肾主水，接受五脏六腑之精而藏之，周身之阴精水液由肾所主。阳化气，肾阳虚衰，温煦失职，蒸腾气化不利，气不化水，从其寒化，水停为饮。常用菟丝子、枸杞子补肾填精，恢复肾主水之功能，肾气充沛则膀胱气化，水化为精。血不利则为水，血水为患，常互相影响，故以益气泻肺汤益气活血，血脉通利则水道通畅。肺主宣发肃降，肺失宣肃则水道不利，予桑白皮、葶苈子泻肺利水。

本案患者常年酗酒吸烟，致湿热内生，阴精受损。湿热中阻，脾失健运，气血生化乏源，正气亏虚。肺虚则气不化精而化水，脾虚则土不制水而水泛，肾虚则水无所主而妄行，以致水邪泛滥，凌心射肺，症见喘促心悸，不能平卧。气虚不能运血，导致血行迟滞，日久成瘀。纵观舌、脉、症，证属气虚血瘀水停。治拟益气活血利水为法，方用益气泻肺汤加减，另加连翘清郁热，菟丝子补益肾精。

以益气泻肺汤治疗后，水饮渐消，患者无明显喘憋心悸，无夜间憋醒，无咳嗽咯痰，无下肢水肿，但仍然正气不足，气短乏力，动则加重。苔黄腻，脉沉弦，考虑中焦水湿阻滞后郁而化热。因此后续治疗继续应用大剂量党参、红芪益气以利水。桑白皮、葶苈子配伍应用，为《圣济总录》泻肺汤，治疗肺气喘急，坐卧不安。五苓散通阳利水，藿香、佩兰、砂仁、白术、郁金、菖蒲、炒薏苡仁，合神术散意，芳香醒脾，开窍泻浊。诸药合用，则阴邪祛，正气复。

扩张型心肌病合并心力衰竭的形成是一个慢性过程，此类患者需要长期服药，使正气来复，阴邪日减。平稳期治疗以扶助正气为主。脾为后天之本，故治疗上多重视调理脾胃，清淡饮食，逐步恢复脾胃功能，使气血转旺，脏腑功能得以恢复。郭老师常以参、芪、术养心补脾。

【案五】

患者赵某，女，30 岁。2019 年 8 月 13 日初诊。

主诉：胸闷、乏力伴头晕 9 年余。9 年前因乏力在心脏专科医院查心脏彩超提示：心室扩大，左室射血分数降低（未见报告单），诊断为"扩张型心肌病，心功能不全"，予倍他乐克、螺内酯、盐酸曲美他嗪等控制。刻下：持续性胸闷，活动则喘憋加重，夜间有阵发性胸闷，坐起则缓解。头晕，乏力，纳眠可，二便调，舌体胖质暗有齿痕，苔薄白腻，脉沉细弦。血压 84/58mmHg，心率 71 次 / 分。心脏专科医院检查心脏彩超（2019 年 6 月 21 日）：左室壁运动普遍减低，左室扩大，左心功能明显减低，二尖瓣轻度反流，EF 30%。

辨证：气虚阳衰，瘀阻饮停，脾肾两虚。

治法：补气温阳，活血利水，健脾补肾。

处方：

党参 20g	红芪 20g	桑白皮 12g	葶苈子 15g
泽兰 15g	猪苓 15g	车前子 20g^{包煎}	丹参 20g
红花 10g	连翘 15g	菟丝子 20g	郁金 10g
枳壳 10g	苏子 10g	苏梗 10g	茯苓 15g

14 剂，水煎服，每日 1 剂。

二诊（2019 年 8 月 28 日）：诉药后乏力不明显，头晕减轻，能平卧，无夜间阵发性呼吸困难，食欲好，大便溏，3 次 / 日，无明显腹痛。舌胖质暗有齿痕，苔薄腻，脉沉细弦。血压 95/57mmHg，心率 70 次 / 分。

北京中医药大学东直门医院复查心脏彩超提示：左室增大（收缩期末径 49mm，舒张期末径 63mm），二尖瓣轻度关闭不全，左室收缩功能减低，EF 43%。

处方：

党参 20g　　红芪 20g　　桑白皮 12g　　葶苈子 15g

泽兰 15g　　猪苓 15g　　车前子 20g^{包煎}　丹参 20g

红花 10g　　连翘 15g　　菟丝子 20g　　炒白术 12g

马齿苋 30g　炒谷芽 10g　炒稻芽 10g　　茯苓 15g

14 剂，水煎服，每日 1 剂。

三诊（2019 年 9 月 10 日）：药后无夜间阵发性胸闷憋气，能平卧，无下肢水肿，食欲好，大便溏，1 次 / 日。舌边尖红，舌胖有齿痕，苔黄腻，脉沉细弦。血压 94/55mmHg，心率 69 次 / 分。

处方：

党参 20g　　红芪 20g　　佩兰 10g　　桑白皮 12g

葶苈子 15g　泽兰 15g　　炒栀子 10g　猪苓 15g

茯苓 15g　　车前子 20g^{包煎}丹参 20g　　红花 10g

菟丝子 20g　连翘 15g　　炒白术 12g　藿香 10g

苍术 15g

14 剂，水煎服，每日 1 剂。

四诊（2019 年 9 月 24 日）：药后一般活动无不适，能平卧，无明显咳喘，无痰，无下肢水肿，食欲好，大便溏，1 次 / 日。舌胖质红有齿痕，苔黄腻，脉沉细弦。血压 97/54mmHg，心率 77 次 / 分。

处方：

党参 20g　　红芪 15g　　桑白皮 12g　　葶苈子 15g

泽兰 15g　　猪苓 15g　　茯苓 15g　　车前子 20g^{包煎}

红花 10g　　炒白术 12g　苍术 15g　　丹参 20g

菟丝子 20g　藿香 10g　　佩兰 10g　　连翘 15g

炒栀子 10g　麦冬 10g

14 剂，水煎服，每日 1 剂。

五诊（2019 年 10 月 8 日）：近两周头晕，无视物晃动，胸闷憋气等症状持续性好转，活动耐力明显改善。下肢无水肿。食欲好，二便正常，睡眠好。舌体胖有齿痕，舌边尖红，苔薄腻，脉沉细弦。血压 99/57mmHg，心率 70 次 / 分。

处方：

党参 20g	红芪 20g	桑白皮 12g	葶苈子 15g
泽兰 15g	猪苓 15g	茯苓 15g	车前子 20g^{包煎}
丹参 20g	红花 10g	郁金 10g	枳壳 10g
苏子 10g	浙贝母 10g	炒白术 12g	连翘 15g
菟丝子 20g	山萸肉 12g	知母 10g	苏梗 10g

14 剂，水煎服，每日 1 剂。

六诊（2019 年 11 月 6 日）：药后活动耐力明显改善，能持续行走 3 公里而只感虚弱，无明显不适，食欲好，二便已正常。舌边尖红，有裂纹，苔薄腻，脉沉细弦。血压 92/53mmHg，心率 69 次 / 分。超声心动：左心增大，左室收缩功能轻度减低，EF 57.2%。

处方：

党参 30g	红芪 20g	桑白皮 12g	葶苈子 15g
泽兰 15g	猪苓 15g	茯苓 15g	车前子 20g^{包煎}
菟丝子 20g	山萸肉 12g	补骨脂 10g	炒白术 12g
沙参 10g	知母 10g	丹参 20g	红花 10g
连翘 15g			

14 剂，水煎服，每日 1 剂。

【验案评析】

本案患者胸闷、乏力伴头晕 9 年余，据症、舌、脉以及结合现代理化检查结果，其根本病机为气虚血瘀水饮内停，故以益气泻肺方为基本方治疗。患者伴头晕，提示心脾肾脏气亏虚，中气不足，饮停于内，清阳不升，髓海失养。《伤寒杂病论》多处以"眩""目眩""头眩""冒""冒眩""振振欲擗地"等对眩晕进行了描述，《金匮要略》亦有"心下有支饮，其人苦冒眩，泽泻汤主之"论述。郭老师认为该病眩晕为饮停心下，清阳不升，浊阴上犯，髓海失养，经过益气活血、利水化饮治疗，头晕、乏力均可改善。治疗案抓住了疾病的核心机制，所以一诊治疗后患者诸症已有明显改善，心脏彩超显示 EF 由 30% 增至 43%。随着心功能的改善，眩晕症状也得到了改善。其中利水药未用泽泻而选泽兰的原因是泽泻入气分，味甘、淡，性寒，入肾、膀胱经，利水渗湿而泄热；泽兰，味苦，辛，性温，入肝经和脾经，具有活血化瘀和行水消肿的重要功效，其配伍健脾的炒白术、补肾的补骨脂、山萸肉，可兼顾健脾益肾，利水不伤正。如张景岳所言"气血不虚而不滞，虚则无有不滞"。本案通过益气活血利水，消瘀滞，使三焦通利，元气来复。三诊后加用养阴清虚热的炒栀子、麦冬、知母、北沙参等药物，目的是防阴伤内热。郭老师治疗扩张型心肌病，善用对药连翘与菟丝子。《医学衷中参西录》载："连翘，具升浮宣散之力，流通气血，治十二经血凝气聚，为疮家要药，能透肌解表，清热逐风，又为治风热要药，且性能托毒外出。"针对扩张型心肌病感受六淫外邪、邪伏心经的病机特点，用连翘取其能透邪出表，也可作为引经药入心经。菟丝子味辛甘，性平，为平补之药，入肾经，既补肾阳，又补肾阴。《本草汇》云："菟丝子，补肾养肝，温脾助胃之药也，但补而不峻，温而不燥，故入肾经，虚可以补，实可以利，寒可以温，热可以凉，湿可以燥，燥可以润。"菟丝子为补肝、脾、肾之良药，与连翘相配，一补一宣，扶正不留邪，祛邪而不伤正。

治疗扩张型心肌病，郭老师善于五脏同调，尤其重视脾肾。《慎斋遗书》曰："脾胃一伤，四脏皆无生气。"郭老师在心系疾病的治疗中亦重视健运中焦脾胃之气，如二诊加炒白术、炒谷芽、炒稻芽以健脾，取芽的生发之性。脾气健运，他脏之气可生生不息。

经过三个多月的调理，患者心功能明显改善，初诊前 6 月 23 日的心脏彩超显示 EF 30%，11 月 6 日复查心脏彩超显示 EF 57.2%，疗效显著。

【案六】

患者王某某，男，48 岁。2019 年 9 月 4 日初诊。

主诉：心悸 3 年余。于 2017 年在玩牌过程中突然发作心悸，到当地医院（复旦大学附属中山医院）就诊，诊为扩张型心肌病，心力衰竭，当时左室射血分数（LVEF）30%。刻下：患者喘憋，活动后明显，能平卧，心悸，乏力，自汗，无痰，冬季手足凉，食欲好，大便溏、黏腻，小便正常，早醒、复可入睡。舌胖有齿痕，苔厚腻微黄，脉沉弦。既往高血压，糖尿病，高脂血症，高尿酸血症，呼吸暂停综合征。目前服琥珀酸美托洛尔、诺欣妥、络活喜等药控制。

2017 年 9 月 14 日冠脉造影显示：左前降支管壁不规则中段狭窄 30%，余无异常。血压 152/98mmHg，心率 76 次 / 分。

心电图示：窦性心律，室内阻滞，左前分支阻滞，I、avL、V4-6 导联 T 波倒置。心脏彩超（北京中医药大学东直门医院 2019 年 9 月 4 日）：左室扩大，室间隔运动减低，主动脉及升主动脉扩张，左室收缩功能减低，EF 48%。BNP102 pg/L。

辨证：气虚阳衰，瘀阻饮停，脾肾两虚。

治法：补气温阳，活血利水，健脾补肾。

处方：

党参 20g	红芪 20g	葶苈子 15g	桑白皮 12g
泽兰 15g	猪苓 15g	茯苓 15g	车前子 20g^{包煎}
丹参 20g	红花 10g	桂枝 6g	赤芍 15g
白芍 15g	连翘 15g	菟丝子 20g	五味子 10g
浮小麦 30g	夜交藤 20g	炒酸枣仁 15g	

14 剂，水煎服，每日 1 剂。

二诊（2019 年 9 月 18 日）：药后喘憋、心悸、乏力减轻，感觉轻松，痰量增加，为稀白痰，易咯出，无夜间阵发性呼吸困难，无下肢水肿，食欲好，大便溏，2～3 次 / 日，小便少。舌胖有齿痕，苔薄腻微黄，脉沉弦。血压 135/83mmHg，心率 70 次 / 分。

处方：

党参 20g	红芪 20g	桑白皮 12g	葶苈子 15g
泽兰 15g	猪苓 15g	茯苓 15g	车前子 20g^{包煎}
桂枝 10g	炒白术 12g	连翘 15g	菟丝子 20g
浙贝母 10g	苍术 15g	赤芍 15g	白芍 15g
制远志 6g	夜交藤 20g	炒酸枣仁 15g	

28 剂，水煎服，每日 1 剂。

三诊（2019 年 10 月 15 日）：药后体力、精神均明显好转，无夜间阵发性呼吸困难，无明显咳喘，痰量不多，为白黏痰，大便溏，3次/日，黏滞改善，食欲好。舌胖有齿痕，苔薄腻，脉沉弦。

处方：

党参 20g	红芪 20g	桑白皮 12g	葶苈子 15g
泽兰 15g	猪苓 15g	茯苓 15g	车前子 20g^{包煎}
桂枝 6g	苍术 15g	炒白术 12g	莲子肉 10g
石榴皮 10g	连翘 15g	菟丝子 20g	夜交藤 20g
制远志 6g	炒酸枣仁 15g		

28剂，水煎服，每日1剂。

四诊（2019年11月19日）：药后无明显喘憋、心悸，乏力减轻，晨起有白黏痰，食欲好，大便成形，2～3次/日。舌胖，苔薄腻微黄，脉沉滑。

处方：

党参 20g	红芪 20g	桑白皮 12g	葶苈子 15g
五味子 10g	浮小麦 30g	丹参 20g	红花 10g
炒白术 12g	苍术 15g	茯苓 10g	莲子肉 10g
石榴皮 10g	补骨脂 12g	炒薏苡仁 15g	合欢皮 20g
制远志 6g	炒酸枣仁 15g	桂枝 6g	

35剂，水煎服，每日1剂。

【验案评析】

本案患者为心脾气虚，心神不能自主，而发为心悸。同时伴肾精不足，水火不济，上扰心神。加之脾肾阳虚，不能蒸化水液，停聚为饮，上犯于心，心阳被遏，心脉痹阻。郭老师以桂枝配赤芍、白芍温阳通脉，调和气血，用菟丝子、五味子以补肾精，以夜交藤、炒酸枣仁养肝阴同调肝肾。浮小麦味甘性凉，归心经，可以除虚热，其配连翘清心除烦。经诊治，三诊时患者体力、精神均明显改善。三诊见症仍脾虚，水湿内蕴成痰，故三诊、四诊加强健脾化湿，加苍术、莲子肉、石榴皮、炒薏苡仁等药。

（二）其他心系疾病导致的心力衰竭

【案七】克山病伴心功能不全、心律失常、永久起搏器植入术后

患者李某某，女，63岁。2019年7月3日初诊。

主诉：胸闷气短反复发作50余年，加重5年余。50年前患有克山病，引发心律失常，经中药、西药治疗后好转，后又复发，1983年因阿-斯综合征在北大医院植入心脏起搏器，现服用科素亚、利尿剂控制。刻下：胸闷，乏力，气短，夜间阵发呼吸困难，坐起后可缓解，头晕，无胸背痛，晨起面部浮肿，畏寒，双下肢下午出现轻度水肿，无咳嗽咯痰，梦多，眠不实，纳差，小便量少，大便可。舌胖，苔厚腻微黄，脉弦细。北京大学第三医院心脏彩超检查：左房、左室及右房增大，左室壁运动弥漫性减低，二尖瓣轻度反流、三尖瓣轻度反流，起搏器植入术后，EF 32%。心电图：起搏心律。血肌酐 200μmol/L。

诊断：心水，不寐，克山病，心功能不全，永久起搏器植入术后，肾功能不全。

辨证：气虚阳衰，瘀阻饮停，肝脾两虚。

治法：补气温阳，活血利水，健脾调肝。

处方：

党参 30g	红芪 30g	桑白皮 12g	葶苈子 15g
泽兰 15g	猪苓 15g	茯苓 15g	车前子 20g^{包煎}
冬葵子 10g	菟丝子 20g	连翘 15g	山萸肉 12g
补骨脂 12g	生山药 15g	鸡血藤 30g	枸杞子 12g
当归 15g	川芎 10g	红景天 15g	

14 剂，水煎服，每日 1 剂。

二诊（2019 年 8 月 13 日）：药后夜间阵发性呼吸困难明显改善，患者在外院抄方服药，现体位改变时眩晕，晨起头晕伴沉重，食欲好，小便正常（利尿剂维持），大便成形。舌胖，苔厚腻微黄，脉沉弦细。血压 83/53mmHg，心率 70 次/分。

处方：

党参 30g	红芪 30g	桑白皮 12g	葶苈子 15g
泽兰 15g	猪苓 15g	茯苓 15g	车前子 20g^{包煎}
冬葵子 10g	菟丝子 20g	连翘 15g	山萸肉 12g
补骨脂 12g	生山药 15g	鸡血藤 30g	枸杞子 12g
当归 15g	川芎 10g	红景天 15g	

28 剂，水煎服，每日 1 剂。

三诊（2019 年 9 月 11 日）：药后无夜间阵发性呼吸困难，仍乏力，阴天时有胸闷，喜叹息，偶有心悸，头晕，低头及变换体位时明显，食欲好，二便正常，夜间腿肿，晨起颜面水肿。舌暗，苔厚腻微黄，脉沉弦细。血压 83/51mmHg，心率 67 次/分。

处方：

党参 30g	红芪 30g	桑白皮 12g	葶苈子 15g

泽兰 15g	猪苓 20g	茯苓 20g	车前子 30g^{包煎}
丹参 20g	红花 10g	炒白术 12g	厚朴 10g
藿香 10g	佩兰 10g	郁金 10g	砂仁 6g^{后下}
红景天 15g	川芎 10g	炒酸枣仁 15g	制远志 6g

14 剂，水煎服，每日 1 剂。

【验案评析】

克山病是一种流行于荒僻的山岳、高原及草原地带的以心肌病为主的疾病，主要表现为慢性心肌损害，可能由缺乏硒及其他微量元素引起，因最初在黑龙江省克山县发现而得名。克山病主要症状是胸闷、恶心、吐黄水、血压下降、呼吸困难等，主要病理改变是心肌实质变性，坏死和纤维化交织在一起，心脏扩张，心室壁不增厚，附壁血栓形成。扩张型心肌病发病特点、临床表现、病理改变等与克山病相似，但有报道显示扩张型心肌病 90% 于 20 岁以后发病，70% 在 30～50 岁之间发病，慢性克山病 85% 在 20 岁以前发病，病史较长。本案患者胸闷气短反复发作 50 余年，且加重 5 年余，心脏起搏器植入 36 年余，病史长，郭老师认为治疗在于缓取而不能急进，依据主症头晕、气短、乏力、水肿，诊断肺、脾、肾三脏俱虚，中气不足，清阳不升。李东垣《脾胃论》云："既脾胃气衰，元气不足，而心火独盛。心火者，阴火也。起于下焦，其系系于心，心不主令，相火代之。相火，下焦包络之火，元气之贼也。火与元气不两立，一胜则一负。脾胃气虚，则下流于肾，阴火得以乘其土位。脾胃之气下流，使谷气不得升浮。"治疗原则以扶正补虚为本，祛除实邪为辅。补虚主在培补心、肺、脾、肾，调和气血阴阳；祛邪主在和血通络，通利三焦，化水湿。该患者病程长，病情重，所以郭老师应用益气泻肺汤补元气，通利三焦。以补气为重，故党参、红芪的用量较大，均为 30g，在此基础上加炒白术、山药健脾，以山萸肉、补骨脂、菟丝子、枸杞子补肝肾填精血，以制相火，使水火既济，用当归、川芎、鸡血藤以养血和血。

【案八】心脏瓣膜病合并心力衰竭

患者刘某，男，58 岁。2019 年 12 月 4 日初诊。

主诉：胸憋闷 1 周，呈阵发性，每次可持续 10 分钟，夜间为重，有时咳嗽咯白黏痰，易咯出，左胁肋隐痛，呈阵发性，伴乏力，畏寒，背凉，盗汗，无明显五心烦热，食欲好，二便正常，腰痛。既往有肾结石史，否认糖尿病史，有高血压、高脂血症。舌边尖红，苔厚腻微黄，脉沉细弦，寸口盛尺不足。血压 130/94mmHg，心率 99 次 / 分，左下肺可闻及湿啰音。肺部 CT（平谷区医院）示：肺气肿，左肺上叶舌段及右肺中叶条索，心影增大，纵膈多大淋巴结。心电图示：窦性心律，I、II、avF、V4、V5 导联 ST–T 段下移，V5、V6 导联 T 波双向，avL 导联 T 波低平。超声心动提示：左心增大，二尖瓣轻中度关闭不全，左室收缩功能减低，EF 39%。

辨证：气虚阳虚，瘀阻饮停，脾虚湿蕴。

治法：补气温阳，活血利水，健脾祛湿。

处方：

党参 30g	红芪 20g	桑白皮 12g	葶苈子 15g
泽兰 15g	猪苓 15g	茯苓 15g	车前子 20g^{包煎}
桂枝 10g	红花 10g	炒白术 12g	丹参 20g

鬼箭羽 12g　郁金 10g　　五味子 10g　　片姜黄 10g

浮小麦 30g　藿香 10g　　佩兰 10g　　　菖蒲 10g

砂仁 6g（后下）

7 剂，水煎服，每日 1 剂。

二诊（2019 年 12 月 11 日）：药后乏力减轻，夜间阵发性胸部憋闷等症状好转，能平卧，左胁肋部疼痛程度减轻、发作次数减少，有痰为白黏痰，轻咳不喘，无下肢水肿，食欲好，盗汗，二便正常。舌嫩红，苔黄厚腻，脉沉细弦，尺不足。血压 132/91mmHg，心率 97 次 / 分。

处方：

党参 20g　　红芪 20g　　桑白皮 12g　　葶苈子 15g

泽兰 15g　　猪苓 15g　　茯苓 15g　　　车前子 20g（包煎）

丹参 20g　　红花 10g　　鬼箭羽 12g　　郁金 10g

片姜黄 10g　山萸肉 10g　五味子 10g　　枸杞子 12g

知母 10g　　杏仁 10g　　浙贝母 10g

14 剂，水煎服，每日 1 剂。

三诊（2019 年 12 月 25 日）：药后胸部憋闷未再发作，仍乏力、气短，盗汗，白黏痰量减少，下肢不肿，无食后胀满，食欲好，二便正常，怕冷。舌胖有齿痕，苔黄厚腻，脉沉细。血压 116/81mmHg，心率 88 次 / 分。

处方：

党参 20g　　葶苈子 15g　红芪 20g　　桑白皮 12g

泽兰 15g　　猪苓 15g　　茯苓 15g　　　车前子 20g（包煎）

丹参 20g　　红花 10g　　鬼箭羽 12g　　郁金 10g

枳壳 10g　　片姜黄 10g　杏仁 10g　　　鱼腥草 20g

浙贝母 10g

14 剂，水煎服，每日 1 剂。

【验案评析】

心脏瓣膜病合并心力衰竭是临床常见疾病，患者以胸闷伴胸胁隐痛、咳嗽咯痰、乏力、汗出为主症。治疗宜辨病与辨证相结合，郭老师以益气泻肺方为基础益气活血通脉，擅用丹参、红花、鬼箭羽活血通脉，郁金、片姜黄、炒枳壳、杏仁、浙贝母降气化痰。《素问·藏气法时论》曰："心病者，胸中痛，胁支满，胁下痛，膺背肩胛间痛、两臂内痛。"《金匮要略·胸痹心痛短气病脉证治》云："夫脉当取太过不及，阳微阴弦，即胸痹而痛；所以然者，责其极虚也，今阳虚知在上焦，所以胸痹心痛者，以其阴弦故也。"指出胸胁痛病位在心，病因为上焦阳虚，痰饮瘀浊阴邪上乘。故本案治疗以党参、红芪、桂枝益气温阳，桑白皮、葶苈子、泽兰、猪苓、茯苓、车前子泻肺利水化饮，化瘀通络。

【案九】冠心病合并心力衰竭

患者李某，男，26 岁。2018 年 12 月 11 日初诊。

主诉：咳嗽不能平卧，下肢水肿半个月。因咳嗽不能平卧到北京阜外医院住院，诊为高血压、冠心病、心功能不全，以强心、利尿、扩血管、双抗药维持。刻下：胸闷憋气，时有心悸，劳累后加重，夜间阵发呼吸困难，坐起后可缓解。食欲一般，无下肢水肿，二便正常。既往高尿酸血症、高脂血症。舌胖有齿痕，苔薄腻，脉沉无力。心率 62 次 / 分，律齐。北京阜外医院心电图示：窦性心律，Ⅰ、avL、V4–V6 导联 S-T 段下移，Ⅰ、V5、V6 导联 T 波双向。心脏彩色超声提示：左室舒张末期前后径 80mm，左室后壁厚 12mm，室间膈厚 12mm，左房前后径 46mm，EF 25%，阳性所见符合心肌受累，左室壁运动弥漫性减弱，左心扩大，左室壁轻度增厚，二尖瓣少量反流。冠脉造影示：前降支近段 90% 狭窄，植入支架 1 枚。

辨证：心气虚，脾肾阳虚，瘀阻饮停。

治法：补气温阳，健脾补肾，活血利水。

处方：

党参 20g	红芪 20g	桑白皮 12g	葶苈子 15g
泽兰 15g	猪苓 15g	车前子 20g^{包煎}	丹参 20g
红花 10g	炒白术 12g	桂枝 6g	连翘 15g
菟丝子 20g	茯苓 15g		

28 剂，水煎服，每日 1 剂。

二诊（2019 年 1 月 16 日）：服药后心悸、胸憋闷减轻，无阵发性呼吸困难，食后胀满，食欲一般，大便溏，1 次 / 日。舌胖有齿痕，苔薄黄，脉沉无力。心率 84 次 / 分，律齐。血压 131/66mmHg。心脏彩色超声提示：左心扩大，左室增厚，左室壁节段性运动异常，二尖瓣少量反流。主动脉窦增宽，左室收缩功能减弱，EF 43%。

处方：

党参 20g	红芪 20g	桑白皮 12g	葶苈子 15g
泽兰 15g	猪苓 15g	茯苓 15g	车前子 20g^{包煎}
丹参 20g	红花 10g	桃仁 10g	郁金 10g
炒白术 12g	苍术 15g	炒薏苡仁 15g	连翘 15g
菟丝子 20g	片姜黄 10g		

56 剂，水煎服，每日 1 剂。

三诊（2019 年 3 月 12 日）：服药后乏力、胸闷减轻，胸

中篇 / 临证验案

127

憋闷偶发，无夜间阵发性呼吸困难，食后胀满未发作，体位改变时有头晕、眼前冒金星，食欲好，睡眠一般。大便溏，1～2次/日，左下腹胀痛与大便无关。苔薄白，脉沉无力。心率102次/分，律齐。血压144/97mmHg。腹部B超提示：脂肪肝。

处方：

党参 20g	红芪 20g	桑白皮 12g	葶苈子 15g
泽兰 15g	猪苓 15g	茯苓 15g	车前子 20g^{包煎}
丹参 20g	红花 10g	桃仁 10g	赤芍 15g
白芍 15g	川楝子 10g	炒白术 12g	苍术 15g
干姜 10g	钩藤 15g^{后下}	菖蒲 15g	川芎 10g

车前子 20g 为包煎，钩藤 15g 为后下。

56剂，水煎服，每日1剂。

四诊（2019年6月12日）：服药后病情平稳，停药一个月后再次来诊复查，现能平卧入睡，无夜间阵发性呼吸困难，无咯痰，无下肢水肿，食欲一般，无食后胀满，大便溏，1～2次/日，小便调。舌边尖嫩红，苔黄腻，脉沉细。心率86次/分，律齐。血压126/85mmHg。复查心脏彩色超声提示：左室增大，左室壁增厚，左室节段性运动异常，二尖瓣少量反流，EF 57%。

处方：

党参 20g	红芪 20g	桑白皮 12g	葶苈子 15g
猪苓 15g	车前子 20g^{包煎}	丹参 20g	红花 10g
炒白术 12g	苍术 15g	黄柏 10g	泽兰 15g
茯苓 15g			

车前子 20g 为包煎。

56剂，水煎服，每日1剂。

五诊（2019年10月9日）：服药后病情逐渐好转稳定，活动耐力明显增强，未来复诊。2019 年为国庆活动做准备，忙碌 50 天左右，工作量较大，担心病情复发遂来复查，但症状未见加重，无夜间阵发性呼吸困难，无明显咳喘，无痰，无食后胀满，无下肢水肿，血压、心率维持稳定。食欲一般，大便溏，2 ～ 3 次 / 日。舌胖有齿痕，舌质嫩红，苔黄腻，脉沉无力。心率 88 次 / 分，律齐。血压 128/78mmHg。心脏彩色超声提示：EF 57%。

处方：

党参 20g	红芪 20g	桑白皮 12g	葶苈子 15g
猪苓 15g	车前子 20g^{包煎}	丹参 20g	红花 10g
炒白术 12g	苍术 15g	补骨脂 12g	莲子肉 10g
藿香 10g	佩兰 10g	鸡内金 10g	泽兰 15g
茯苓 15g	砂仁 6g^{后下}		

56 剂，水煎服，每日 1 剂。

【验案评析】

该患者属于心肌梗死 PCI 术后重症心力衰竭，有心悸、胸部憋闷、乏力、下肢水肿等症状。郭老师认为此病属于中医"心水"范畴，病因是患病日久，阳气虚衰，运血无力，致心脉不畅，血瘀水停；总体病机为气虚血瘀，阳虚水泛；以益气活血、温阳利水为治疗大法，在益气泻肺汤基础上随证加减。方中党参、红芪益气温阳，桑白皮、葶苈子泻肺利水，猪苓、茯苓、车前子健脾利水，桂枝、菟丝子温通心肾阳气，泽兰、丹参、红花活血。二诊、三诊时出现大便溏，苔黄，为脾虚不化之象，配伍白术、苍术可增强健脾祛湿之力；五诊时配伍藿香、佩兰以芳香化湿。郭老师也常配伍砂仁醒脾调胃以治湿浊中阻所致脘腹痞闷、神疲体倦、苔厚腻等症。三诊时患者出现头晕，血压稍有升高，依据《素问·至真要大论》中"诸风掉眩，皆属于肝"，郭老师配伍钩藤、川芎平肝息风，赤芍、白芍柔肝养血，川楝子疏肝泻热。郭老师认为，冠心病患者需长期服用二级预防药，日久会损伤脾胃，故治疗时需注意顾护胃气，强健脾胃，是饮食入胃化生气血、增强正气的关键，也是药物吸收发挥作用的前提；亦认为长期服用利尿剂损耗阴津，故一般不用附子等辛燥之药，而选用桂枝等药物温通心阳、散寒泄浊，以菟丝子温补肾阳，润而不燥，慢病缓治。经过三次就诊，症状明显改善，EF 由 25% 上升到 43%，后再经过 4 个月的治疗，于 2019 年 6 月复查心脏彩超显示 EF57%，恢复正常，临床疗效显著。

【案十】肥厚型心肌病合并心功能不全

患者孙某，女，44 岁。2007 年 5 月 22 日初诊。

主诉：胸部憋闷十年余。10 年前查体心电图不正常，于北京协和医院做核磁共振诊断为"肥厚型心肌病"。刻下：乏力、胸闷憋气，劳累后发作，有时头晕，未出现过晕厥，睡眠好，食后腹部胀满，大便干燥，2～4 天一行。既往有肝血管瘤、肾囊肿、慢性盆腔炎、结核性胸膜炎病史。苔薄白，脉沉细寸口盛。心率 68 次 / 分，律齐。血压 110/78mmHg。心电图：窦性心率，II、III、avF 导联呈 QS 型，ST-T 段抬高。

辨证：气虚血瘀，肝脾两虚。

治法：补气活血，健脾调肝。

处方：

党参 15g　　黄芪 15g　　　丹参 10g　　　红花 10g

桃仁 10g　　枳壳 10g　　　葛根 15g　　　川芎 10g

生白术 30g　全瓜蒌 30g　郁金 10g　　　钩藤 15g^{后下}

7 剂，水煎服，每日 1 剂。

二诊（2007 年 5 月 29 日）：服药后乏力减轻，头晕未发作，大便 1 次 / 日，仍偏干，右侧牙龈肿痛，咽痛不咳，食欲好。苔薄白，脉沉细弦。心率 76 次 / 分，律齐。血压 106/70mmHg。

处方：

党参 15g　　黄精 10g　　　丹参 20g　　　红芪 10g

郁金 10g　　枳壳 10g　　　钩藤 15g^{后下}　葛根 10g

川芎 10g　　麦冬 10g　　　玄参 15g　　　生石膏 30g^{先煎}

生白术 30g　全瓜蒌 30g　桃仁 10g

7 剂，水煎服，每日 1 剂。

三诊（2007 年 9 月 20 日）：患者家居外地，每次取药 1 ~ 2 周，服药无不适，即当地抄方，病情变化时未来京复诊。服药后感觉轻快，胸闷、胸痛、头痛均减轻，但未坚持治疗。现症：烦躁易怒，乏力，胸憋闷，胸痛劳累则易发作。前额连及眉棱骨痛，睡眠尚可，食欲好，食后胀满，大便稍干，小便正常。舌暗有瘀斑，苔薄白，脉沉细尺不足。心率 80 次 / 分，律齐。血压 105/65mmHg。

处方：

党参 15g　　黄芪 15g　　　丹参 20g　　　红花 10g

郁金 10g　　枳壳 10g　　　钩藤 15g^{后下}　菊花 10g

蔓荆子 10g　半夏曲 10g　白术 10g　　　炒莱菔子 12g

砂仁 6g^{后下}　　桃仁 10g

14 剂，水煎服，每日 1 剂。

四诊（2007 年 10 月 11 日）：服药后胸闷、胸痛基本未发作，乏力减轻，午后头痛，咽干不痛，食欲好，食后不胀满，大便稍干。苔薄白，脉沉弦尺不足。心率 88 次 / 分，律齐。血压 120/80mmHg。

处方：

党参 15g	黄芪 15g	丹参 20g	红花 10g
郁金 10g	枳壳 10g	片姜黄 10g	钩藤 15g^{后下}
菊花 10g	蔓荆子 10g	茺蔚子 10g	川芎 10g
蜈蚣 2 条	炒莱菔子 12g	桃仁 10g	半夏曲 10g

14 剂，水煎服，每日 1 剂。

五诊（2007 年 10 月 24 日）：服药后头痛、胸闷、胸痛、乏力明显好转，大便溏，2 ～ 3 次 / 日，解大便时腹痛，喜暖。舌尖红，苔薄白，脉细弦。心率 72 次 / 分，律齐。血压 130/90mmHg。

处方：

党参 15g	黄芪 15g	丹参 20g	红花 10g
郁金 10g	枳壳 10g	炒白术 30g	全瓜蒌 20g
荜澄茄 10g	赤芍 15g	白芍 15g	延胡索 10g
钩藤 15g^{后下}	菊花 10g	川芎 10g	蜈蚣 2 条
桃仁 10g			

7 剂，水煎服，每日 1 剂。

六诊（2007 年 12 月 13 日）：服药后头痛、胸闷、胸痛未发作，背痛呈阵发性，每次可持续 4 小时，乏力，大便头干硬，成形便，2～3 天 / 次。食欲好，睡眠好。舌尖红，苔薄白，脉沉细弦。心率 72 次 / 分，律齐。血压 105/85mmHg。

处方：

党参 15g	黄芪 15g	炒白术 30g	丹参 20g
红花 10g	茯苓 15g	川芎 10g	羌活 10g
狗脊 10g	伸筋草 12g	钩藤 15g^{后下}	菊花 10g
蜈蚣 2 条	延胡索 10g	荜澄茄 10g	

14 剂，水煎服，每日 1 剂。

七诊（2008 年 2 月 14 日）：服药后头痛、胸痛、胸闷、胃脘痛均未发作，腰骶部酸困，乏力，月经色黑，有血块，痛经伴胃脘、小腹部发凉，睡眠好，食欲好，二便正常。苔薄白，脉沉细，尺不足。心率 68 次 / 分，律齐。血压 90/60mmHg。

处方：

香附 10g	当归 15g	赤芍 15g	白芍 15g
延胡索 12g	蒲黄 10g^{包煎}	艾叶 10g	干姜 6g
益母草 12g	连翘 15g	桑寄生 15g	杜仲 10g
川断 10g	半夏曲 10g	白术 10g	茯苓 15g

14 剂，水煎服，每日 1 剂。

八诊（2008 年 3 月 6 日）：服药后头痛、胸痛未发作，劳累则胸憋闷，月经期脘腹痛，但较前减轻，仍腰痛，现正值月经期第二天，第一天色黑，现为红色有血块，食欲好，二便正常。舌暗红，苔薄白，脉细弦。心率 80 次 / 分，律齐。血压 110/70mmHg。

处方：

| 党参 15g | 黄芪 15g | 当归 15g | 赤芍 15g |

白芍 15g　　丹参 20g　　红花 10g　　郁金 10g

枳壳 10g　　干姜 6g　　益母草 10g　　桑寄生 15g

杜仲 10g　　延胡索 10g　　钩藤 15g^{后下}　　茺蔚子 10g

艾叶 10g

14 剂，水煎服，每日 1 剂。

九诊（2008 年 11 月 6 日）：背串痛 2 天，伴背凉，呈阵发性，位置不固定，手足凉，烦躁易怒，睡眠差，易早醒，醒后不易复睡。食欲好，二便正常。苔薄白，脉沉细。心率 84 次 / 分，律齐。血压 120/70mmHg。

处方：

川楝子 10g　　当归 15g　　赤芍 15g　　白芍 15g

薤白 10g　　川芎 10g　　荜茇 6g　　莲子心 6g

丹参 20g　　红花 10g　　鸡血藤 30g　　夜交藤 30g

合欢皮 20g　　制远志 6g　　炒酸枣仁 10g　　羌活 10g

伸筋草 12g

7 剂，水煎服，每日 1 剂。

十诊（2008 年 11 月 13 日）：服药后背部串痛、背凉、手足凉均减轻，睡眠已正常，食欲好，大便溏，1 ～ 2 次 / 日，胃脘痛喜按喜暖。舌尖红，苔薄腻，脉细弦。心率 76 次 / 分，律齐。血压 100/60mmHg。

处方：

川楝子 10g　　当归 15g　　赤芍 15g　　白芍 15g

薤白 10g　　荜茇 6g　　丹参 20g　　红花 10g

羌活 10g　　川芎 10g　　生白术 30g　　伸筋草 12g

全瓜蒌 20g　　延胡索 10g　　荜澄茄 10g　　莲子心 6g

合欢皮 20g　　制远志 6g　　炒酸枣仁 10g

14 剂，水煎服，每日 1 剂。

十一诊（2010 年 10 月 12 日）：一周来心悸呈阵发性，活动时易发作，心跳加快，背凉，手足凉，腰痛，食欲好，大便干燥，2 ~ 3 天一行。舌尖红，苔薄白，脉沉细。心率 68 次 / 分，律齐。血压 110/70mmHg。心电图示：窦性心率，Ⅰ、avL、V4-V6 导联 S-T 段下移，Ⅱ、Ⅲ、avF 导联抬高并呈 QS 型，Ⅰ、avL、V3-V6 导联 T 波倒置。

处方：

川楝子 10g	赤芍 15g	白芍 15g	丹参 20g
当归 15g	红花 10g	党参 15g	荜茇 6g
薤白 10g	煅灵磁石 30g^{先煎}	制远志 6g	炒酸枣仁 15g
珍珠粉 0.6g^冲	生白术 30g	全瓜蒌 30g	川芎 10g

7 剂，水煎服，每日 1 剂。

十二诊（2010 年 10 月 19 日）：服药后乏力、心悸、背凉诸症减轻，手足仍凉，大便已不干燥，1 次 / 日，食欲好，食后腹胀。舌尖红，苔薄白，脉细弦。心率 80 次 / 分，律齐。血压 110/80mmHg。心脏彩色超声提示：肥厚型心肌病，微量心包积液。

处方：

川楝子 10g	赤芍 15g	白芍 15g	丹参 20g
当归 15g	红花 10g	党参 15g	黄芪 15g
薤白 10g	荜茇 6g	荜澄茄 15g	半夏曲 10g
炒莱菔子 12g	鸡内金 10g	生白术 30g	全瓜蒌 30g
煅灵磁石 30g^{先煎}	制远志 6g	炒酸枣仁 15g	

30 剂，水煎服，每日 1 剂。

十三诊（2012 年 4 月 24 日）：停服中药后一段时间病情

稳定，现有阵发性心悸，气短，背后串痛，手足发凉，食欲可，大便干，3 天左右 1 次，小便正常，睡眠差。既往肥厚型心肌病。心电图（2012 年 4 月 17 日）示：窦性心率，室壁激动时间延长，ST–T 段改变，avL、V4–V6 导联 ST–T 段下移，avL、V3–V6 导联 T 波倒置。

处方：

党参 15g	黄芪 15g	薤白 10g	丹参 20g
红花 10g	莶莶 6g	鬼箭羽 12g	羌活 10g
伸筋草 12g	煅灵磁石 30g^{先煎}	制远志 6g	炒酸枣仁 15g
生白术 30g	全瓜蒌 30g	荜澄茄 10g	炒莱菔子 12g
砂仁 6g^{后下}	川芎 10g	五味子 10g	

14 剂，水煎服，每日 1 剂。

十四诊（2012 年 5 月 8 日）：服药后手足凉、背痛未发作，腰痛、心悸减轻，食欲好，二便正常。舌尖红，苔薄白，脉沉细。心率 76 次 / 分，律齐。血压 100/60mmHg。

处方：

党参 15g	黄芪 15g	薤白 10g	丹参 20g
红花 10g	莶莶 6g	鬼箭羽 12g	羌活 10g
伸筋草 12g	煅灵磁石 30g^{先煎}	制远志 6g	炒酸枣仁 15g
莲子心 15g	郁金 10g	枳壳 10g	川芎 10g
五味子 10g			

14 剂，水煎服，每日 1 剂。

十五诊（2012 年 5 月 23 日）：感冒 1 周，咽痛，鼻塞流清涕，不咳，胸闷常叹息，食欲好，二便正常。舌暗，苔薄白，脉细弦。心率 72 次 / 分，律齐。血压 90/58mmHg。胸部 X 线（胸正位）提示：两肺下部纹理增粗。

处方：

薄荷 6g^{后下}　生石膏 30g^{先煎}　板蓝根 15g　赤芍 15g

牡丹皮 10g　枳壳 10g　　　连翘 15g　　芦根 20g

荆芥穗 10g　金银花 12g　　郁金 10g

7 剂，水煎服，每日 1 剂。

十六诊（2015 年 9 月 23 日）：烘热汗出，前额头痛，烦躁易怒，腰酸膝软，不易入眠，月经紊乱，食欲好，大便溏，小便黄。舌暗胖有齿痕，苔薄白，脉沉细，寸口盛。心率 76 次 / 分，律齐。血压 110/70mmHg。

处方：

川楝子 10g　赤芍 15g　　白芍 15g　　当归 15g

女贞子 12g　山萸肉 12g　地骨皮 10g　白薇 10g

炒白术 10g　苍术 20g　　黄柏 10g　　夜交藤 30g

制远志 6g　炒酸枣仁 15g　珍珠粉 0.6g^冲　五味子 10g

杜仲 10g　　桑寄生 15g　生黄芪 15g

14 剂，水煎服，每日 1 剂。

十七诊（2015 年 10 月 21 日）：服药后烘热汗出、不易入眠好转，大便已正常，食欲好，月经紊乱，从 8 月 19 日后月经一直未来，最近乳房胀，头痛。B 超示：有排卵。舌暗，苔薄腻，脉沉细。血压 110/70mmHg。

处方：

川楝子 10g　赤芍 15g　　白芍 15g　　当归 15g

女贞子 12g　枸杞子 12g　山萸肉 10g　巴戟天 10g

益母草 12g　知母 10g　　橘络 10g　　生黄芪 15g

五味子 10g　红花 10g　　香附 10g

14 剂，水煎服，每日 1 剂。

十八诊（2015 年 11 月 4 日）：服药后烘热汗出未发作，月经至今未来，劳累则诱发乏力、背痛，小腿肚、足趾及肩部抽搐，食欲好，睡眠好，大便干燥，隔日一行。舌尖红，苔薄白，脉沉细。心率 64 次 / 分，律齐。血压 116/80mmHg。心电图示：窦性心率，I、avL、V3–V6 导联 ST–T 段下移，I、II、avL、V3–V6 导联 T 波倒置。心脏彩色超声示：左室壁、前壁、前间隔下段、左室侧壁及心尖段室壁局部增厚，最厚处约 14mm。

处方：

党参 15g	红芪 10g	丹参 20g	红花 10g
羌活 10g	伸筋草 12g	赤芍 15g	白芍 15g
木瓜 10g	当归 15g	女贞子 12g	山萸肉 12g
知母 10g	生白术 30g	全瓜蒌 15g	

14 剂，水煎服，每日 1 剂。

十九诊（2016 年 2 月 23 日）：服药后烘热汗出减轻，唯睡醒后有汗，偶尔心悸，有停跳感，心率 80 次 / 分。背凉，背痛，活动不受限，乏力，食欲好，食后腹胀，大便稍干，1 ～ 2 天一行。舌暗胖有齿痕，苔薄白，脉细弦。心率 72 次 / 分，律齐。血压 110/70mmHg。

处方：

党参 15g	红芪 20g	丹参 20g	红花 10g
鬼箭羽 12g	郁金 10g	枳壳 10g	片姜黄 10g
伸筋草 12g	川芎 10g	炒白术 15g	鸡内金 10g
砂仁 6g^{后下}	煅瓦楞子 15g^{先煎}	全瓜蒌 15g	五味子 10g
浮小麦 10g	羌活 10g	茯苓 15g	乌贼骨 12g

14 剂，水煎服，每日 1 剂。

二十诊（2016年5月16日）：服药后未有明显烘热汗出，偶有心悸，胃脘部胀满，口干，两肩痛，反酸烧心，大便可，夜寐安。舌红苔薄白偏干，脉弦细。血压120/70mmHg。

处方：

党参15g	丹参20g	郁金10g	枳壳10g
片姜黄10g	鬼箭羽12g	苏梗10g	香附6g
陈皮6g	乌贼骨12g	煅瓦楞子15g^{先煎}	木香6g
厚朴6g	羌活10g	菖蒲15g	伸筋草12g
川芎10g	生白术30g	砂仁6g^{后下}	红芪20g

14剂，水煎服，每日1剂。

二十一诊（2016年9月6日）：自汗，乏力，背痛呈阵发性，20～30分钟/次，无明显心悸，食欲好，大便3～4天一行，稍干。舌胖有齿痕，苔薄腻，脉沉细。心率72次/分，律齐。血压110/80mmHg。

处方：

党参15g	生黄芪20g	丹参20g	红花10g
鬼箭羽20g	羌活10g	川芎10g	五味子10g
煅龙骨30g^{先煎}	煅牡蛎30g^{先煎}	浮小麦10g	生白术30g
全瓜蒌20g	狗脊10g	伸筋草12g	旋覆花10g^{包煎}

14剂，水煎服，每日1剂。

二十二诊（2017年3月21日）：乏力，自汗，背痛、腰痛呈持续性，背凉，有时反酸，进冷物无不良反应，食欲欠佳，大便干燥，1～2天一行。舌尖红，苔薄白，脉沉细。心率64次/分，律齐。血压90/60mmHg。

处方：

党参 15g	生黄芪 20g	丹参 20g	红花 10g
薤白 10g	川芎 10g	荜茇 6g	羌活 10g
五味子 10g	伸筋草 12g	浮小麦 30g	生白术 30g
全瓜蒌 30g	鸡内金 10g	砂仁 6g^{后下}	延胡索 10g
赤芍 15g	白芍 15g	木香 6g	川楝子 10g

14 剂，水煎服，每日 1 剂。

二十三诊（2017 年 4 月 18 日）：服药后心悸、背痛、腰痛减轻，有自汗轰热（已停经近两年），食欲好，早醒不易复睡，二便正常。舌胖有齿痕，苔薄腻，脉沉细。心率 64 次 / 分，律齐。血压 90/64mmHg。

处方：

党参 15g	生黄芪 20g	丹参 20g	薤白 10g
川芎 10g	荜茇 6g	鬼箭羽 12g	女贞子 12g
山萸肉 10g	当归 15g	赤芍 15g	白芍 15g
川楝子 10g	合欢皮 20g	制远志 6g	炒酸枣仁 15g
五味子 10g	浮小麦 30g	茯神木 10g	枸杞子 12g

14 剂，水煎服，每日 1 剂。

二十四诊（2017 年 5 月 16 日）：近日背痛又发作，背凉，胸憋闷呈阵发性，无疼痛，乏力，轰热汗出，睡眠好转，食欲好，大便三日未解，先硬后溏。舌尖红舌胖有齿痕，苔薄腻，脉沉细。心率 72 次 / 分，律齐。血压 130/80mmHg。服用富马酸比索洛尔后心悸（因用药时心率最低 57 次 / 分自动停药）。

处方：

党参 15g	红芪 20g	丹参 20g	薤白 10g
川芎 10g	荜茇 6g	桃仁 10g	羌活 10g

伸筋草 12g　山萸肉 12g　　女贞子 10g　白薇 10g

地骨皮 10g　煅灵磁石 30g^{先煎}　制远志 6g　炒酸枣仁 15g

五味子 10g　浮小麦 30g

14 剂，水煎服，每日 1 剂。

二十五诊（2018 年 11 月 2 日）：近日乏力，轰热汗出，胸憋闷不痛，常叹息，五心烦热，不易入睡，食欲好，大便干燥，尿频无尿痛。舌暗红舌尖红，脉沉细弦。心电图示：窦性心率，左室肥厚劳损，V3–V6 导联 ST–T 段下移，Ⅰ、Ⅱ、avF、V3–V6 导联 T 波倒置。心脏彩色超声示：左室壁肥厚，符合肥厚型心肌病，心包积液。

处方：

党参 15g　　红芪 20g　　丹参 20g　　红花 10g

鬼箭羽 12g　郁金 10g　　枳壳 10g　　连翘 15g

菟丝子 20g　女贞子 10g　枸杞子 12g　知母 10g

炒栀子 10g　生白术 30g　全瓜蒌 30g　五味子 10g

夜交藤 20g　制远志 6g　　炒酸枣仁 15g

14 剂，水煎服，每日 1 剂。

二十六诊（2018 年 12 月 26 日）：服药后烘热汗出，盗汗、烦躁易怒，不易入睡，食欲好，食后腹胀，大便干燥，1 次 / 日，晨起手发胀。苔薄白，舌红，脉沉细无力。

处方：

党参 15g　　黄精 10g　　丹参 20g　　玉竹 10g

山萸肉 12g　地骨皮 10g　鬼箭羽 12g　女贞子 10g

知母 10g　　五味子 10g　生白术 30g　火麻仁 15g

夜交藤 20g　制远志 6g　　炒酸枣仁 15g　全瓜蒌 40g

14 剂，水煎服，每日 1 剂。

二十七诊（2019 年 11 月 8 日）：近日食后胀满减轻，仍偶有轰热汗出，不易入睡，大便黏滞不爽，食欲好。苔薄白，舌胖大有齿痕，脉沉细弦。心率 64 次 / 分，律齐。血压 97/64mmHg。

处方：

党参 15g	生黄芪 20g	山萸肉 12g	女贞子 10g
川楝子 10g	当归 15g	赤芍 15g	白芍 15g
知母 10g	地骨皮 10g	合欢皮 20g	夜交藤 20g
制远志 6g	炒酸枣仁 15g	生白术 30g	全瓜蒌 40g
火麻仁 15g	黄柏 10g	苍术 10g	茯苓 10g

14 剂，水煎服，每日 1 剂。

【验案评析】

这是一例追随郭老师多年的患者，因服药效果非常好，患者早期一直定时复诊，病情稳定后逐渐停药，正常生活，后因他病再次就诊。郭老师诊治这种情况的患者很多，举一例可见一斑。

患者中年女性，肥厚型心肌病合并心功能不全，同时伴有焦虑。心病日久，心气不足，心失所养，日久发展为心阳亏虚。心气亏虚、心阳虚弱，气不行血，血行不畅瘀滞，故可见胸憋闷甚至胸痛、乏力，活动劳累后加剧。心气亏虚，母病及子伤及脾气，影响脾之健运出现纳食不化，腹胀满闷，食后尤甚。心与肝经络相连，共同交于胸中，《薛氏医案·求脏病》云"肝气通，则心和，肝气滞则心乏"，心气亏虚，血脉瘀阻，日久导致肝郁，故须调肝气，调理气机。因此，治疗上以益气活血为主，方以党参、黄芪甘温益气升阳，温补心脾；丹参、红花为对药配伍桃仁增强活血化瘀之效。《本草汇言》云："川芎，上行头目，下调经水，中开郁结，血中气药……虽入血分，又能去一切风，调一切气。同芪、术，可以调中气而通行肝脾；同归、芍，可以生血脉而贯通营阴。"郭老师用蜈蚣、川芎配伍钩藤平肝息风治疗头晕头痛，配伍白术、黄芪调肝脾，配伍当归、白芍以补气血，配伍郁金、枳壳疏肝行气以解郁，活血祛瘀以止痛。患者大便干燥，加生白术、瓜蒌以益气健脾、行滞通便。二诊时患者出现牙龈肿痛、咽痛，加用生石膏清泻阳明之热，用玄参、麦冬滋阴降火。《本草纲目》云："玄参，滋阴降火，解斑毒，利咽喉。"《本草新编》云："麦冬，泻肺中之伏火，清胃中之热邪，补心气之劳伤。"玄参、麦冬相配伍，以滋阴降火。肾为作强之官，肾虚使人体不耐久劳，无从作强，动则疲惫、乏力，从而累及心肺，郭老师善用桑寄生、杜仲、川断、烫狗脊等药物治之。患者八诊时月经期出现脘腹痛，经色黑，有血块，以益母草、茺蔚子调经止痛，配伍当归、赤芍、白芍养血调经；以艾叶、干姜温经散寒，配伍桑寄生、杜仲温补肾阳，暖宫温经。如遇失眠者，常配伍合欢皮、远志、炒酸枣仁、五味子以养心安神；反酸烧心者，常配伍乌贼骨、煅瓦楞子以治酸；阳虚者，加桂枝、干姜、荜澄茄、荜茇、细辛以温阳；气阴两虚者，加太子参、麦冬、五味子以益气养阴。该病病程较长，病情缠绵，反复发作，虚实夹杂，治疗时标本兼治是其原则之一。

第三章　郭维琴教授诊治心悸病经验

一、心悸病提要

　　心悸是中医常见心系病证名，是因外感或内伤等病因，致气血阴阳亏虚，心失所养；或痰饮瘀血阻滞，心脉不畅，心神失养，引起以心中急剧跳动，惊慌不安，甚则不能自主为主要症状的一种病证。

　　心悸是心脏疾患最常见的症状与病证，除可由心脏本身的病变引起外，也可由其他脏腑病变波及于心而致。如《灵枢·邪客》中论述："心者，五脏六腑之主也……故悲哀愁忧则心动，心动则五脏六腑皆摇。"心悸与五脏六腑密切相关，五脏六腑之异常均会引起心悸的发生。

　　对于心悸病因病机的认识，早在《素问·举痛论》中就提出："惊则心无所依，神无所归，虑无所定，故气乱矣。"强调心悸是由于邪外扰心神，气机逆乱，心神不安，神不守舍所致。汉代张仲景在《伤寒杂病论》中以惊悸、心动悸、心下悸等为病证名，提出心悸的发病主要可以总结归纳为由外感风寒、发汗过多，或者饮邪上犯、凌心扰神所致。同时也提出治疗应以苓桂剂为主，如："太阳病，发汗过多，病人叉手自冒心，心下悸，欲得按者，桂枝甘草汤主之""发汗后，其人脐下悸者，欲做奔豚，苓桂枣甘汤主之""伤寒，若吐、若下后，心下逆满，气上冲胸，起即头眩，脉沉紧，发汗则动经，身为振振摇者，茯苓桂枝白术甘草汤主之"等一系列病证相应方剂，为心悸的治疗提供了文献依据。

金代成无己之《伤寒明理论·悸》指出："心悸之由，不越二种：一者气虚也，二者停饮也。"指出心悸发生的病因。

宋代严用和《济生方·惊悸怔忡健忘门》率先提出了怔忡病名，并对惊悸、怔忡的病因病机、变证、治法做了较为详细的记述。

隋代巢元方《诸病源候论·虚劳病诸候上·虚劳惊悸候》曰："心藏神而主血脉。虚劳损伤血脉，致令心气不足，因为邪气所乘，则使惊而悸动不定。"指出慢性虚损导致心气不足，一旦感受外邪就可能诱发急性心悸发作。

元代朱震亨《丹溪心法·惊悸怔忡》中提出心悸当"责之虚与痰"的理论。

清代唐容川《血证论》云："血虚则神不安而怔忡，有瘀血亦怔忡。"说明心悸、怔忡的发生亦与血虚、血瘀有关。

清代王清任《医林改错》论述了瘀血内阻导致心悸怔忡，记载了用血府逐瘀汤治疗心悸每多获效。

现代医家对心悸的认识大都是以气血阴阳亏虚，脏腑功能失调，痰饮、血瘀阻滞心脉，心失所养而致为基本观点，并提出相应治疗原则。

二、病因病机

郭维琴教授对心悸的认识，多基于对中医基础理论"心主血脉""主神明"的深刻理解与领悟。郭老师认为，心系疾病以心气虚为发病之本，气虚血瘀为基本病理变化，而心悸则在此基础上又有营阴亏虚、心神失养，神不守舍，或阳气虚衰、阴寒内盛，心血瘀阻等表现。

"缓慢性心律失常"，目前也被命名为"迟脉证"，归属于祖国医学中的"心悸""怔忡""厥证"等范畴。《中藏经·脉要论》云："脉者，乃气血之先也。气血盛，则脉盛；气血衰，则脉衰；气血热，则脉数；气血寒，则脉迟。"此类患者脉迟或结，其发病主要与阳气虚衰、心血瘀阻有关。郭老师认为该病病机的基本特点为虚、寒、瘀，以本虚标实为特征，其中本虚为心脾肾阳虚，标实为气滞、血瘀、寒凝。亦有外邪内侵从阳化热，心脉受阻而发病。《伤寒论·辨太阳病脉证并治》载："伤寒，脉结代、心动悸，炙甘草汤主之。"指出心悸的脉证及治疗。心悸发生为阴血不足，血脉无以充盈，心阳不振，鼓动无力，脉气不相接续。"脉来缓，时一止复来者，名曰结……脉阴盛则结"，指出"阴盛"是心率缓慢发生的重要因素。心悸多见于老年人，多因年老体衰，脏腑机能衰退，心失所养，不能正常温煦、濡养心脉，导致其功能障碍，此类型心悸治疗宜以益气温阳、活血祛痰为主。脉象表现为数、代或结代脉，主要是由于本有气虚不固，又受外邪侵袭，直犯心脉，从阳化热，热毒内伤营血，或营血亏虚，阴虚火旺，心失所养，从而导致悸动不安，或伴有失眠、惊恐等，此类型心悸治疗应以益气养阴、养血活血、解毒清热为主。

遵照《素问·阴阳应象大论》"形不足者，温之以气；精不足者，补之以味"以及"其实者，散而泻之，审其阴阳，以别柔刚，阳病治阴，阴病治阳，定其血气，各守其乡，血实宜决之，气虚宜掣引之"的治则，针对心悸气虚血瘀、营阴受损、心神不宁、神不守舍的病机特点，以益气活血、养阴调营、宁心定悸为治疗法则。郭维琴教授在治疗心悸过程中，强调辨病与辨证相结合，加减化裁灵活用药才能取得好的疗效。

三、治疗心悸病的核心方药

郭老师治疗迟脉证（缓慢性心律失常）常用自拟经验方"复窦合剂"，药物组成：黄芪、党参、清半夏、炙麻黄、淫羊藿、菟丝子、川芎、丹参等。

郭老师治疗气虚血瘀、营阴受损所致心悸病核心处方药物组成：党参、黄芪、麦冬、五味子、丹参、红花、鬼箭羽、煅磁石、远志、炒酸枣仁。

党参与生黄芪配合使用是郭老师最为推崇的补益心气的要药。中医认为通过补益后天脾胃之气可充实气血，通过大补宗气可贯通心肺之气，从而可使营卫调和，脏气充实，元气充沛，心气得以充养。郭老师处方中，党参配黄芪，补气培元、补脾益肺为君，以后天益养先天，如是则诸气治而元气足，从而可使五脏得以给养，心气得以充足。《本草蒙筌》言："参、芪甘温，俱能补益，证属虚损，堪并建功。但人参惟补元气调中，黄芪兼补卫气实表。"《药镜》亦云："人参养气，无黄芪而力弱。"二药共用，相须相使，可增强补气培元之功，补脾益肺，亦增强卫外机能。脾气足，则气血生化得源；气血充盛，则心气、心脉得养；肺气盛则宗气不虚，胸中大气得以充盛。通过党参与黄芪相须配伍，"气行则血行"，治疗气虚之本，达到事半功倍的效果。

炒酸枣仁、炒远志、煅磁石配合使用是郭老师善用的具有安神作用的药物组合。炒酸枣仁是养血安神药，炒远志是涤痰开窍、宁心安神药，煅磁石是重镇安神药，该药物组合分别从养血荣脉、祛邪宁心、潜阳安神多角度共同达到安神定悸的效果。郭老师根据辨证常加用生龙骨、生牡蛎。张锡纯言，龙骨入肝以安魂，牡蛎入肺以定魄，魂魄者，心神之左辅右弼，二药与山萸肉并用，能收敛心气。

养阴和营、荣养心神是治疗心律失常的重要环节，郭老师在益气活血方的基础上，常联合生脉散以益气养阴、活血安神。该方以党参、麦冬、五味子配合炒酸枣仁、远志、丹参，以荣养血脉，使阴血充沛、脉道血液充盈，协助心神入舍，使心悸得安，心脉恢复正常的节律（率）。

根据病证特点，对于肝阴不足、肝血虚，心悸发作伴头晕眼花、心神不宁者，加用山茱萸、首乌藤、枸杞子益肝肾、补精血以养血脉。对于五心烦热、舌红少苔者，加制龟甲、黄柏、盐知母以滋阴降火、潜阳安神。对于心虚胆怯、惶惶不可度日者，加生百合、生地黄、石菖蒲、远志以化痰清热、养阴安神。伴失眠、记忆力减退者，补中升清，补益肝肾，加升麻、柴胡、炒酸枣仁、枸杞子、益智仁等；伴纳差、便溏者，益气健脾，加炒白术、茯苓、焦三仙等；阴虚者，加麦冬、生地黄、山萸肉等；阳虚者，加桂枝或肉桂、补骨脂等；血瘀者，加片姜黄、郁金、枳壳、红花、鬼箭羽等；痰浊者，加石菖蒲、远志、浙贝母、陈皮等。益气温阳、养血活血、安神定志是针对心律失常病机治疗的基本方法，郭维琴教授主张在治疗不同疾病所伴发的心律失常时，必须辨证与辨病相结合，灵活用药，才能取得好的疗效。

四、心悸病医案实录

（一）缓慢性心律失常（迟脉证）病案

缓慢性心律失常的主要特点是心动过缓，包括窦性心动过缓、窦性静止、窦房阻滞，当合并快速性室上性心律失常反复发作时称为心动过缓－心动过速综合征，即慢／快综合征。此类病证属于祖国医学中的"心悸""胸痹""眩晕""怔忡""厥证"等范畴，目前也被命名为"迟脉证"。根据中医"迟寒数热"的理论，此类患者脉迟或结，为阳气不足，主寒。《金匮要略广注》中指出："悸因气虚，故脉弱而无力也，心下悸者，半夏麻黄丸主之。"郭老师认为，本病病位在心，发病以心、脾、肾阳虚为本，尤重肾阳，肾阳虚则心阳不振，心失所养，可见"心悸""脉迟"；阳虚内寒，胸阳不振，阳损及阴，阴血不生，而致阴阳俱损，发展为重症。郭老师认为本病病机的基本特点为虚、寒、瘀，以本虚标实为特征，其中本虚为心、脾、肾阳虚，标实为气滞、血瘀、寒凝。亦有外邪内侵，从阳化热，心脉受阻，导致本病的发生及进一步发展。郭老师据此在《金匮要略》半夏麻黄丸的基础上创建"复窦合剂"。复窦合剂由黄芪、党参、半夏、炙麻黄、淫羊藿、菟丝子、川芎、丹参等药物组成。党参、黄芪皆入脾、肺两经，两药相伍，补益脾肺，脾气旺则气血生化得源，气血充沛，心神得养；肺气足则治节有权，气血得生，宗气得旺，胸中大气不虚。蜜炙麻黄取其辛温发散之效，宣发阳气以助温通血脉，作用于上焦，助心火以散寒邪。半夏辛开散结消痞，化痰蠲饮，作用于中焦，健脾土以利水气。麻黄、半夏二药配伍治疗阳虚痰饮心悸。淫羊藿功可补肾阳、强筋骨，菟丝子温阳补肾益精，二药共奏温通血脉、培补元阳之效，作用于下焦。川芎辛温，具有活血行气止痛之效，为血中气药，丹参微寒，具有养血活血的功效，二药共奏养血活血之效。

【案一】

患者石某，女，58岁。2018年3月27日初诊。

主诉：心率慢30余年。30多年前曾患心肌炎（复兴医院诊断），当时发现心率慢，最慢达38次/分，平均46次/分，经治疗心率恢复正常。2014年再次出现心率慢，查动态心电图示：Ⅱ度房室传导阻滞。经服用中药治疗，心率恢复正常。2015年底再次出现心率慢，40余次/分，中国中医科学院西苑医院诊断为Ⅲ度房室传导阻滞，经住院治疗，效果欠佳，建议患者安装心脏起搏器，患者拒绝。刻下：头昏沉，无黑蒙，睡眠及食欲不好，进食即恶心，四末偏凉，但自觉怕热不怕冷，大小便正常。血压133/61mmHg，心率48次/分，律齐，各瓣膜听诊区未闻及病理性杂音。舌质红，苔薄腻微黄。脉沉细无力。心电图示：Ⅲ度房室传导阻滞，心室率44次/分。

辨证：心肾阳虚，瘀血阻络。

治法：温补心肾，活血通络。

处方：复窦合剂加减

党参 15g	炙黄芪 20g	炙麻黄 10g	淫羊藿 20g
山萸肉 12g	赤芍 15g	白芍 15g	川芎 10g
丹参 20g	红花 10g	连翘 15g	菟丝子 20g
葛根 15g	钩藤 15g^{后下}	炒白术 10g	茯苓 15g
焦神曲 15g	焦麦芽 15g	焦山楂 15g	

14 剂，水煎服，每日 1 剂。

二诊（2018 年 4 月 10 日）：药后早晚心率 41 次 / 分，活动后能到 55 ～ 56 次 / 分，头昏沉稍减，畏寒，手凉，食欲好，偶尔恶心，乏力，有时气短。心率 48 次 / 分，律齐。血压 130/70mmHg。舌质红有齿痕，苔薄腻，脉沉细无力，尺不足。

处方：

党参 15g	炙黄芪 20g	炙麻黄 10g	淫羊藿 20g
山萸肉 12g	桂枝 6g	菟丝子 20g	川芎 10g
丹参 20g	红花 10g	连翘 15g	补骨脂 12g
葛根 15g	钩藤 15g^{后下}	炒白术 10g	茯苓 15g

14 剂，水煎服，每日 1 剂。

三诊（2018 年 4 月 24 日）：药后心率休息时 42 次 / 分，活动后 50 次 / 分，无明显头晕，无黑蒙，气短，常叹息，手足凉，已不恶心，食欲好，二便正常。苔白腻，脉沉细无力。心率 48 次 / 分，血压 137/66mmHg。

处方：

党参 15g	炙黄芪 20g	炙麻黄 10g	淫羊藿 20g
山萸肉 12g	仙茅 10g	菟丝子 20g	赤芍 15g
白芍 15g	当归 15g	五味子 10g	补骨脂 12g
炒酸枣仁 10g	钩藤 15g^{后下}	葛根 15g	川芎 10g
枸杞子 10g			

中篇 临证验案

151

14 剂，水煎服，每日 1 剂。

【验案评析】

郭老师认为心动过缓多为心肾阳虚、瘀血内阻所致，治疗上以温补心肾为主，兼以活血通络，常用经验方复窦合剂加减，方中用党参、黄芪补气，炙麻黄、淫羊藿温补心肾阳，川芎活血化瘀。该患者虽然没有明显怕冷，但手足发凉，仍为阳虚，但还怕热，说明内有瘀热，故未用太过温热之品，如附子、干姜之类，以免服用之后伤及心阴以助火。方中川芎、葛根、钩藤能活血化瘀，改善脑供血，郭老师常用之于心动过缓引起的头晕、头昏沉的患者。方中用连翘配菟丝子，是因为该患者有明确的心肌炎病史。郭老师在既往的实验研究中发现，这两味药有提高心肌细胞免疫功能的作用，所以在临证中常以对药应用。患者头晕沉不适，食欲不振，进食则吐，结合舌脉表现，诊断为中焦脾运失健，痰湿中阻，清阳不升，浊阴不降。以葛根、钩藤升清息风，炒白术、茯苓、焦神曲、焦麦芽、焦山楂健脾消食祛湿，使中轴得运，清升浊降。二诊患者食欲好转，去焦三仙，加桂枝以温通降逆，加补骨脂以补肾温阳。

【案二】

患者宁某，女，57 岁。2020 年 1 月 14 日初诊。

主诉：心悸七年余。心悸反复发作，以中药治疗好转。近两月因劳累又发。有停跳感，偶有胸闷胸痛，乏力气短，食欲欠佳，早醒不易复眠，大便干燥，排便困难，2～3 天一行。无黑蒙。既往高血压病史。舌胖质暗有齿痕，苔薄白，脉沉细。24 小时动态心电图示：窦性心律，最小心率 38 次／分

（04：21），最大心率125次/分（09：49），平均心率63次/分。室上性异位148次，室性异位149次。超声心动：心内结构及功能正常。颈动脉彩超提示：颈内中膜增厚。血压118/70mmHg。心率49次/分。心电图示：窦性心动过缓（49次/分），Ⅱ、Ⅲ、avF导联T波倒置。

辨证：气虚阳衰，瘀阻饮停，脾肾两虚。

治法：补气温阳，活血通络，补肾健脾。

处方：

党参15g	红芪20g	炙麻黄6g	淫羊藿12g
川芎10g	丹参20g	红花10g	鬼箭羽12g
郁金10g	山萸肉10g	片姜黄10g	赤芍15g
白芍15g	炒白术10g	茯苓15g	焦山楂10g
焦神曲10g	紫苏子10g	焦麦芽10g	

7剂，水煎服，每日1剂。

二诊（2020年1月21日）：服药后活动后心率最快107次/分，静息心率60次/分左右，偶尔胸痛背痛，乏力、气短好转未有明显停跳感，食欲好，大便溏，2次/日。近日出现肌肉抽搐。舌胖有齿痕，苔薄腻，脉沉细无力。血压112/63mmHg。心率83次/分。心电图示：窦性心律，Ⅱ、Ⅲ、avF导联T波倒置。

处方：

党参15g	红芪20g	炙麻黄6g	淫羊藿12g
川芎10g	丹参20g	红花10g	鬼箭羽12g
郁金10g	枳壳10g	片姜黄10g	羌活10g
伸筋草12g	炒白术12g	苍术15g	茯苓15g

14剂，水煎服，每日1剂。

中篇／临证验案

153

【验案评析】

患者以心悸为主症，心率49次/分，属现代医学的缓慢性心律失常，辨病当属"心悸""迟脉证"范畴。患者乏力气短、食欲欠佳，且多于劳累后复发，均为气虚之表现。"脾为胃行津液"，脾气虚胃津不布，故兼大便难、质干。依据其舌胖质暗有齿痕、苔薄白、脉沉细，提示有气虚血瘀，故治疗以益气活血为主，方用郭维琴教授自创方剂益气通脉方合复窦合剂加减。郭老师认为，缓慢性心律失常的病机是心肾阳虚为本，血脉瘀滞、痰浊内阻为标，方中麻黄辛散温通，散营中寒气，攻心下积聚，党参补脾肺以调心脉，淫羊藿益精气、补真阳，川芎中开郁结、达阳于阴中，使血脉通和，阳气调达，寒气得散，气机得舒。由于患者无明显痰湿内蕴的表现，且平素大便干，故去方中温燥之半夏。而纳食较差为脾失健运的表现，郭老师在临床上重视中焦脾胃的健运，常心脾、心胃同治，故增白术、茯苓温中健脾，焦三仙运脾消食，降胃气通腑以畅气机。二诊时患者诉近期有肌肉抽搐，故加用伸筋草、羌活舒筋活络，疏风通络，缓解抽搐。舌苔较之前稍腻，故增苍术加强燥湿之力。

本病案为一例缓慢性心律失常，现代医学一般出现晕厥、昏蒙等严重意识障碍，以置入心脏起搏器为主要治疗方法。使用的药物阿托品、东莨菪碱等均具有一定副作用。郭维琴教授研制并拟定复窦合剂，并在临床应用三十余年，显示其具有显著疗效。复窦合剂以扶正固本为根本，能够提高患者心室率，改善临床症状，免除置入起搏器需要的高昂费用及置入后的生活不便。

【案三】

患者李某，女，47 岁。2019 年 4 月 23 日初诊。

主诉：心悸 5 年，加重 1 年。5 年前出现心悸时曾查心电图提示为阵发房颤，近年来心悸发作频繁，每次可持续 1 小时左右，服用心律平、倍他乐克可缓解，亦可自然缓解。平时不发作未服用药物。刻下：乏力，气短，心悸有停跳感，无明显胸闷胸痛。睡眠一般，食欲好，二便正常。舌胖有齿痕，苔薄腻，脉沉细弦。心率 56 次 / 分，律齐。血压 92/54mmHg。心电图示：窦性心动过缓（47 次 / 分），V3、V4 导联 T 波低平。24 小时动态心电图示：窦性心律，最小心率 54 次 / 分，最大心率 150 次 / 分，平均心率 75 次 / 分。室性异位 92 次，室上性异位 2174 次，阵发房颤 4 次，最快 164 次 / 分。嘱暂停倍他乐克，口服心律平密切观察心率变化，及时就诊。

辨证：气虚血瘀，神不守舍。

治法：益气活血，安神定悸。

处方：

党参 15g	红芪 20g	丹参 20g	红花 10g
桃仁 10g	郁金 10g	炒酸枣仁 15g	五味子 10g
龙眼肉 10g	制远志 6g	当归 15g	炒白术 12g
茯苓 15g			

14 剂，水煎服，每日 1 剂。

二诊（2019 年 5 月 14 日）：服药后心房纤颤发作次数减少，心悸减轻，食欲好，二便正常。舌胖有齿痕，苔黄腻，脉沉细弦。心率 78 次 / 分，律齐。血压 101/63mmHg。

处方：

党参 15g	红芪 20g	丹参 20g	红花 10g
桃仁 15g	五味子 10g	制远志 6g	炒酸枣仁 15g
龙眼肉 10g	赤芍 15g	白芍 15g	煅灵磁石 30g^{先煎}
藿香 10g	佩兰 10g	炒栀子 10g	炒白术 12g
茯苓 15g	菖蒲 10g		

28 剂，水煎服，日 1 剂。

三诊（2019 年 6 月 11 日）：服药后心房纤颤发作次数减少，心悸感觉明显好转，食欲好，二便正常。舌胖大，苔薄腻微黄，脉沉细弦。心率 63 次 / 分，律齐。血压 98/62mmHg。

处方：

党参 15g	红芪 20g	丹参 20g	红花 10g
五味子 10g	煅灵磁石 30g^{先煎}	制远志 6g	炒酸枣仁 15g
龙眼肉 10g	赤芍 15g	白芍 15g	桃仁 15g
炒白术 12g	茯苓 15g	郁金 10g	菖蒲 10g
砂仁 6g^{后下}	合欢皮 20g		

28 剂，水煎服，每日 1 剂。

【验案评析】

患者乏力、气短，为气虚之象，"气为血之帅"，气虚不帅血则滞血为瘀。《灵枢·营卫生会》云："血者，神气也。"《灵枢·本神》云："心藏脉，脉舍神。"心气不足、心血瘀阻都会影响心脏的正常搏动，心脉瘀阻必定导致阴血暗耗，阴虚血少，则心神不安，出现神志改变。一方面，神不守舍而出现心悸、失眠等；另一方面，脉不舍神出现脉律（率）的异常，如脉结、代、疾等。以益气活血，安神定悸之法治之。

以党参、红芪益气，丹参、红花、桃仁活血，炒酸枣仁、远志、五味子、龙眼肉从养血荣脉、祛邪宁心等方面安神定悸。苔薄腻，舌胖有齿痕，提示脾虚湿蕴，以炒白术、茯苓健脾祛湿。二诊时苔转黄腻，以藿香、佩兰、炒栀子、菖蒲清热化湿。三诊时苔腻微黄，改郁金、菖蒲、砂仁醒脾化湿。药后患者心悸明显减轻，房颤发作次数明显减少。

（二）其他心律失常病案

【案四】房颤射频消融术后复发

患者王某，男，69岁。2019年7月23日初诊。

主诉：心悸一年左右。2018年10月因妻子生病着急心悸发作，心电图检查显示为"快速房颤"即住院治疗。2019年6月于中国医学科学院阜外医院进行射频消融，手术时已转为"窦性心律"，回病房后即复发"房颤、房扑"。至今仍服用可达龙、比索洛尔，心律未能纠正，仍为"阵发性房颤"发作。刻下：心悸气短、乏力，畏寒，背凉，晨起心前区闷痛，食欲好，睡眠尚可，二便正常。既往高血压病史，否认糖尿病及高脂血症。中国医学科学院阜外医院检查心电图示：房扑（2∶1）传导，Ⅰ、avL导联T波低平；超声心动示：双房增大，三尖瓣轻、中度反流；24小时动态心电图示：心房纤颤。最小心室率53次/分（23∶26），最大心室率172次/分（07∶24），频发室性异位搏动。血压107/70mmHg。心率69次/分。

辨证：气虚血瘀，肝肾不足。

治法：益气活血，补肾调肝，养血安神。

处方：

党参 20g　　　　红芪 20g　　薤白 10g　　　　荜茇 6g

川芎 10g　　　　丹参 20g　　红花 10g　　　　鬼箭羽 12g

郁金 10g　　　　枳壳 10g　　片姜黄 10g　　　五味子 10g

煅灵磁石 30g^{先煎}　制远志 6g　炒酸枣仁 15g

14 剂，水煎服，每日 1 剂。

二诊（2019 年 8 月 6 日）：服药后精神体力好转，心前区疼痛未发作，仍胸憋闷，心悸发作次数减少，食欲好，二便正常。舌胖有齿痕，苔黄腻，脉沉弦。血压 125/86mmHg。心率 90 次 / 分。

处方：

党参 20g　　　　红芪 20g　　薤白 10g　　　　荜茇 6g

川芎 10g　　　　丹参 20g　　红花 10g　　　　鬼箭羽 12g

郁金 10g　　　　枳壳 10g　　片姜黄 10g　　　五味子 10g

煅灵磁石 30g^{先煎}　制远志 6g　炒酸枣仁 15g　珍珠粉 0.6g^冲

藿香 10g　　　　佩兰 10g　　炒栀子 10g　　　茯苓 15g

14 剂，水煎服，每日 1 剂。

三诊（2019 年 9 月 17 日）：服药后乏力明显减轻，遂自行抄方服药 4 周复诊。现心前区疼痛未发作，胸憋闷偶发，常发生于晨起上班时，偶发心悸，食欲好，大便稍干，排便不困难，3 次 / 日。早醒，不易复眠。舌嫩红，苔薄腻，脉沉弦。血压 128/79mmHg。心率 75 次 / 分。

处方：

党参 20g　　红芪 20g　　　薤白 10g　　荜茇 6g

川芎 10g　　丹参 20g　　　红花 10g　　鬼箭羽 12g

郁金 10g　　枳壳 10g　　　片姜黄 10g　炒稻芽 10g

炒谷芽 10g　炒白术 12g　　茯苓 15g　　煅灵磁石 30g^{先煎}

制远志 6g　　炒酸枣仁 15g　合欢皮 20g　赤芍 15g

白芍 15g

14 剂，水煎服，每日 1 剂。

四诊（2020 年 1 月 21 日）：服药后乏力减轻，心房纤颤、心前区疼痛未发作，因病情平稳，未来就诊。近日心前区憋闷发紧再次发作，可持续 30 ～ 60 分钟，故来复诊。食欲好，大便干，口干口渴，睡眠差。苔薄腻，舌胖有齿痕，脉沉弦。血压138/74mmHg。心率 72 次 / 分。心电图示：窦性心律，1、avL导联 T 波低平。

处方：

党参 20g　　红芪 20g　　麦冬 10g　　五味子 10g

薤白 10g　　丹参 20g　　红花 10g　　鬼箭羽 12g

郁金 10g　　枳壳 10g　　荜茇 6g　　　川芎 10g

石斛 10g　　生白术 30g　全瓜蒌 30g　煅灵磁石 30g^{先煎}

制远志 6g　炒酸枣仁 15g　合欢皮 20g　赤芍 15g

白芍 15g

14 剂，水煎服，每日 1 剂。

【验案评析】

患者以心悸为主症，乏力、气短为气虚的表现，畏寒、背凉为阳虚的表现。心主血脉，气推动血脉运行，气虚日久，阳气受损，心阳虚推动血液无力，导致血行不畅，瘀阻心脉，故出现晨起心前区闷痛。气虚血瘀，心脉不通，心失所养，故出现心悸。所以，本病辨证属气虚血瘀，治以益气活血，佐以安神定悸，以经验方益气通脉汤加减处方。方中党参、红芪为君药，补益脾肺之气，气血化生有源则心气得养。丹参、红花、鬼箭羽共为臣药，其中丹参不仅养血活血，且其性凉有清心安神之用，配合红花养血活血、清心安神。鬼箭羽有"散恶血"（《本经逢原》）、"破陈血"（《药性论》）之功。阳气不达背部故畏寒、背凉，以薤白、荜茇、川芎温通心阳，以期阳气达于背部。郁金、枳壳、片姜黄为常用角药，其中郁金、片姜黄一寒一温，理气活血、止痛化瘀，加理气宽胸的枳壳，更增强其化瘀行血、通络止痛的作用。远志、五味子、炒酸枣仁养阴血安心神，磁石重镇安神改善睡眠。二诊时患者舌象提示内有湿浊兼热，故以藿香、佩兰、茯苓宣化湿浊，兼以栀子透热。三诊时见患者舌苔转薄，故减去化湿透浊之品，增炒稻芽、炒谷芽、炒白术等健运脾气，使痰湿不生；眠差改善不明显，考虑到心悸多因情志不畅而发作，多有肝气不疏、阴血不养的病机，故增合欢皮安神解郁，赤芍、白芍泻肝养阴。四诊时患者大便干，口干口渴，考虑为之前温燥药物稍过，故于前方中去片姜黄，并增石斛养气阴，全瓜蒌滑肠通便，加大白术用量，在健脾的基础上增辅助通便之功。

本病证发病之根本是气虚血瘀，瘀阻心脉，心脉不畅，胸痹心痛，进一步心阴受损，心神失养，表现为心悸不宁。治疗以益气活血通脉治其本，养阴定悸安神治其标，在治疗过程中有标本先后之序。脾胃为后天之本，固护脾胃，恢复脾胃运化水谷之功，化生水谷精微为气血，贯穿于整个治疗过程。

【案五】围绝经期伴发心悸

患者王某，女，48岁。2019年10月16日初诊。

主诉：心悸2年。心悸劳累后发作，为心跳加快，跳动力大，双侧肩胛缝处疼痛，与天气变化无关，活动不受限，食欲好，二便正常，眠差，早醒不易复睡。舌胖苔薄白腻，脉沉细弦。心电图示：窦性心律，大致正常。超声心动示：三尖瓣轻度关闭不全。血压 130/80mmHg，心率 88 次 / 分。既往体健。

辨证：气虚血瘀，肝肾不足。

治法：益气活血，补肾调肝。

处方：

党参 15g	黄芪 10g	赤芍 15g	白芍 15g
当归 15g	五味子 10g	麦冬 10g	煅灵磁石 30g^{先煎}
制远志 6g	炒酸枣仁 15g	夜交藤 20g	合欢皮 20g
珍珠粉 0.6g^冲	炒白术 12g	茯苓 15g	厚朴 10g
砂仁 10g^{后下}			

14 剂，水煎服，每日 1 剂。

二诊（2019 年 10 月 29 日）：服药后心悸好转，左侧肩胛缝处疼痛发作 2 ～ 3 次，次数减少，走路快时心悸，食欲好，大便溏，1 次 / 日。苔薄白，脉沉细弦。血压 136/83mmHg，心率 100 次 / 分。

处方：

党参 15g	红芪 10g	麦冬 10g	五味子 10g
煅灵磁石 30g^{先煎}	制远志 6g	炒酸枣仁 15g	合欢皮 20g
夜交藤 20g	炒白术 12g	苍术 15g	茯苓 15g
羌活 10g	伸筋草 12g	川芎 10g	厚朴 10g
砂仁 10g^{后下}			

14 剂，水煎服，每日 1 剂。

三诊（2019 年 11 月 12 日）：药后心悸好转，背部肩胛缝处疼痛缓解，食欲好，大便趋向成形，眠差，入睡困难。苔薄白，脉细弦。血压 121/72mmHg，心率 87 次 / 分。

处方：

党参 20g	红芪 10g	麦冬 10g	五味子 10g
煅灵磁石 30g^{先煎}	制远志 6g	炒酸枣仁 15g	合欢皮 20g
川楝子 10g	当归 15g	赤芍 15g	炒白术 12g
苍术 15g	茯苓 10g		

14 剂，水煎服，每日 1 剂。

【验案评析】

患者辨病当属"心悸"范畴。《伤寒明理论》云："心悸之由，不越二种：一者气虚也，二者停饮。"该患者心悸特点为劳累后加重，属心气虚范畴。气虚无力帅血，血滞则痛，故双侧肩胛缝处疼痛。该疼痛与天气变化无关，说明局部寒热偏性不明显。气血虚，神不养故眠差、易醒。结合患者舌胖、脉沉细弦及年龄，考虑证型为气虚血瘀，兼有阴血不足，血不养神，心神失养而心悸、失眠。血虚肝气失于濡润调达，故最易肝气郁结。治以益气活血为主，兼养阴安神解郁，方用益气活血方为主方。方中以党参、黄芪达补气培元之功，通过补脾益肺，元气充足，五脏得养则心气充足。当归、赤芍、白芍、五味子、麦冬养阴和营通络，磁石、珍珠粉重镇安神，远志、炒酸枣仁、夜交藤养血滋阴、安神定悸且助眠。考虑患者目前属围绝经期，辅以合欢皮解郁安神。脾胃为后天之本，脾胃健则气血化生有源，故在上方基础上辅以白术、茯苓健脾，厚朴、砂仁理气和胃。患者服药 14 剂后心悸好转，考虑益气治疗的大方向正确，故效不更方。但出现大便不成形的情况，考虑养阴血药物过多碍脾生湿，致大便不成形，故在前方基础上去当归、芍药，增加苍术加强燥湿健脾之力以止泻，并加用伸筋草、川芎活血通络之品加强对肩胛骨疼痛的治疗。三诊时患者大便较前成形、肩胛骨疼痛缓解，但睡眠较差，考虑为血不养神，故增予当归养血和营；为防止滋腻太过出现之前碍脾的情况，辅以川楝子、赤芍行肝气，使补中有泻。本处方中，实包含逍遥散疏肝理脾之义，因恐围绝经期女性应用柴胡易劫肝阴之弊，故郭老师常以川楝子代替柴胡，以达到清肝火、泻郁热、行肝气之效用。

【案六】房颤射频消融术后复发

患者孙某，男，62 岁。2019 年 12 月 17 日初诊。

主诉：心悸 4 年余。因心悸做心电图提示为心房纤颤，于 2015 年 12 月在北大医院进行射频消融。术后一个月复发为阵发性心房纤颤，几乎每日发作一次。近一个月来发作时间延长，最长可持续 2～3 小时，曾有一次用药纠正，其余均自行缓解。刻下：心悸，乏力气短，胸憋闷时作，无明显胸痛，食欲一般，不易入睡，早醒不易复睡，二便正常。舌胖有齿痕，苔薄白，脉沉弦。血压 130/80mmHg，心率 68 次/分。心电图示：窦性心律，II、III、avF、V4、V5 导联 ST 段下移，I、avL、avF、V3–V6 导联 T 波低平。当地检查心脏彩超提示：左房大，二尖瓣、三尖瓣少量反流；动态心电图示：窦性心律，最快 141 次/分，最慢 37 次/分，平均 65 次/分，室上性异位心率 1352 次/24h，室性早搏 192 次/24h，阵发性心房颤动，二度房室传导阻滞，部分 ST-T 改变；冠脉 CT 示：左前降支钙化斑块形成，左前降支中段心肌桥。

辨证：气虚血瘀，肝肾不足。

治法：益气活血，补肾调肝。

处方：

党参 20g	红芪 20g	丹参 20g	红花 10g
鬼箭羽 12g	郁金 10g	枳壳 10g	当归 15g
白芍 15g	赤芍 15g	夜交藤 20g	制远志 6g
炒酸枣仁 15g	五味子 10g	煅灵磁石 30g^{先煎}	

28 剂，水煎服，每日 1 剂。

二诊（2020 年 1 月 7 日）：药后心悸、胸憋闷发作次数减少，仍乏力，左胸痛呈阵发性，每次可持续 20 分钟左右，睡眠好转，仍早醒不易复睡，食欲好，二便正常。苔薄白，舌胖有齿痕，舌偏红，脉沉细弦。血压 126/75mmHg。心电图示：窦性心动过缓，室上性早搏，短阵室上速，Ⅱ、Ⅲ、avF 导联 ST-T 段下移。

处方：

党参 20g	红芪 20g	丹参 20g	红花 10g
鬼箭羽 12g	郁金 10g	枳壳 10g	片姜黄 10g
白蒺藜 10g	皂角刺 3g	淫羊藿 20g	补骨脂 12g
川芎 10g	五味子 10g	炒酸枣仁 15g	制远志 6g

14 剂，水煎服，每日 1 剂。

【验案评析】

患者以心悸为主症，苔薄白、舌胖有齿痕、脉沉弦，结合症状，考虑为气虚血瘀。气虚则见乏力、气短；气虚不运，血滞于胸中，故见胸憋闷时作；气虚血亦化生无源，血不养心神，故入睡难，易早醒；脉沉弦、舌胖有齿痕，为气虚兼有气滞的体现，故治疗以益气活血行气为主，方用益气活血基本方加减。方中党参、红芪、丹参、红花益气活血，鬼箭羽增加活血力量，郁金、枳壳行气宽胸，当归、赤芍、白芍养血和营，夜交藤、远志、炒酸枣仁、五味子、灵磁石养心安神改善睡眠。二诊时出现阵发性胸痛，加片姜黄增加理气止痛之功，加白蒺藜、皂角刺以散结消癥、理气止痛。心电图提示窦性心动过缓，结合舌、脉、症互参为肾阳不足，不能温煦心阳，阳虚寒凝，脉行迟缓，故增淫羊藿、补骨脂温补肾阳，肾阳为五脏阳气之根，肾阳充足则脉迟得缓。

【案七】冠心病并心律失常

患者王某，女，71岁。2019年6月19日初诊。

主诉：心悸10余年，加重3年。既往甲状腺功能亢进、高血压、糖尿病、高脂血症、动脉硬化病史。心悸呈阵发性，心跳最快可达120次/分，也有停跳感，常发生于大便次数多时，如大便每日四五次时易发作，而大便干燥时不易发作。全身有劲，但平素可突然乏力，乏力后大便次数增多则心悸发作。早醒不易复眠，胃部不适，喜暖喜按，食欲好，大便干稀不调，伴有不消化食物。舌胖有齿痕，舌边尖红，苔薄腻，脉细弦寸口盛，尺脉不足。心率94次/分，律齐。血压132/81mmHg。心电图示：窦性心律，Ⅱ、Ⅲ、avF导联ST-T段呈下斜型下降，Ⅱ、Ⅲ、avF、V5-V6导联T波倒置。

辨证：气虚血瘀，肝脾不调。

治法：益气活血，温脾调肝。

处方：

| 党参 20g | 红芪 20g | 薤白 10g | 荜茇 6g |

丹参 20g　　红花 10g　　　　鬼箭羽 12g　　川芎 10g

郁金 10g　　片姜黄 10g　　　炒酸枣仁 15g　炒白术 12g

五味子 10g　煅灵磁石 30g^{先煎}　茯苓 15g　　　制远志 6g

14 剂，水煎服，日 1 剂。

二诊（2019 年 7 月 3 日）：服药后心悸减轻，胸闷胸痛未发作，大便较前调畅，食欲好，舌胖有齿痕，苔厚腻微黄，脉沉细弦。心率 88 次 / 分，律齐。血压 127/78mmHg。

处方：

党参 20g　　　红芪 20g　　　薤白 10g　　　荜茇 6g

丹参 20g　　　红花 10g　　　鬼箭羽 12g　　川芎 10g

郁金 10g　　　枳壳 10g　　　片姜黄 10g　　赤芍 15g

麦冬 10g　　　五味子 10g　煅灵磁石 30g^{先煎}　制远志 6g

炒酸枣仁 15g　炒白芍 15g

14 剂，水煎服，日 1 剂。

三诊（2019 年 7 月 17 日）：服药后心悸明显减轻，乏力减轻，胃脘不适，有下坠感，喜欢蹲着。夜间偶有头晕，伴心悸动，食欲好，大便调畅。舌暗苔薄白，脉沉细弦。心率 84 次 / 分，律齐。血压 135/65mmHg。

处方：

党参 20g　　　红芪 20g　　　红花 10g　　　桃仁 15g

五味子 10g　煅灵磁石 30g^{先煎}　制远志 6g　　炒酸枣仁 15g

合欢皮 20g　夜交藤 20g　　　丹参 20g　　　炒白术 12g

升麻 10g　　　茯苓 15g　　　菟丝子 20g

14 剂，水煎服，日 1 剂。嘱密切观察血压变化。

【验案评析】

中医学没有"甲状腺功能亢进"的病名诊断，根据症状、病机特点将其归属于"瘿病"的范畴，基本病机在于痰凝气结、痰火互结以及阴虚火旺等。结合该患者甲状腺功能亢进病史及治疗情况，目前心悸时有发作，多在大便次数增加时加重或诱发，中医辨证属气虚痰瘀互结，心失所养，痰瘀扰神。该患病史较长，同时伴有糖尿病、高脂血症等多种慢性病，其体质以气阴不足为主。结合患者心电图提示存在心肌缺血情况，考虑基本病机为气虚血瘀、瘀阻心脉，患者心悸发作与乏力、大便不调、胃部不适喜暖喜按、完谷不化等症状相关，考虑心脾阳气亏虚、神不守舍是心悸发作的病机关键。故治疗在益气通脉方基础上加强安神定悸、健脾温中祛湿之功。以灵磁石、远志、炒酸枣仁这一常用药物组合安神定悸。灵磁石是重镇安神药，远志是涤痰开窍、宁心安神药，炒酸枣仁是养血安神药，该药物组合分别从养血荣脉调营卫、祛邪宁心定心悸、潜阳安神多角度共同达到安神定悸的效果。温中健脾，温通心脉，郭老师善用荜茇合薤白。二诊时心悸减轻，胸闷痛未作，大便较为通畅，而脉沉细弦，有阴伤之象，"营阴不足，神不守舍"为心悸的重要病机，以赤芍、白芍、麦冬养营安神定悸。三诊时患者心悸、乏力明显减轻，仍胃脘不适有下坠感，以升麻、炒白术、茯苓、菟丝子健脾祛湿，升发清阳，温脾止泻。通过健中焦脾胃，调营和卫，使心脉通和，心宁气定，心悸得以改善。

【案八】冠心病伴心律失常

患者武某，女，53岁。2019年4月10日初诊。

主诉：心悸 3 年余。因心悸发作，于当地医院做冠脉造影显示，冠状动脉狭窄 50%（未见报告），胸闷胸痛阵发。刻下：心悸呈阵发性，有停跳感且心跳加快伴全身发抖、乏力。左侧颈及头痛。食欲好，二便正常。既往高血压、糖尿病、高脂血症史、胆囊摘除术后。舌胖，苔薄白腻，脉沉无力。心电图示：窦性心律，Ⅱ、Ⅲ、avF 导联 ST-T 段轻度下移。生化全项：总胆固醇、甘油三酯、低密度脂蛋白胆固醇、载脂蛋白 A、脂蛋白 a 增高。

辨证：气虚血瘀，肝肾不足。

治法：益气活络，补肾调肝。

处方：

党参 15g	红芪 10g	菊花 10g	夏枯草 12g
钩藤 15g^{后下}	丹参 20g	红花 10g	鬼箭羽 12g
郁金 10g	枳壳 10g	五味子 10g	煅灵磁石 30g^{先煎}
制远志 10g	炒酸枣仁 15g	川芎 10g	蜈蚣 2 条

28 剂，水煎服，每日 1 剂。

二诊（2019 年 5 月 8 日）：服药后心悸、胸憋闷减轻，心悸伴发全身发抖未再发作，左侧头颈疼痛未发作，食欲好，二便正常，下肢有轻度水肿。舌胖质暗淡，苔薄白，脉沉无力。心率 72 次 / 分，律齐。

处方：

党参 15g	红芪 10g	薤白 10g	泽兰 15g
炒白术 12g	丹参 20g	红花 10g	鬼箭羽 12g
郁金 10g	枳壳 10g	猪苓 15g	茯苓 15g
姜半夏 10g	钩藤 15g^{后下}	川芎 10g	夏枯草 12g
蜈蚣 2 条			

28 剂，水煎服，每日 1 剂。

【验案评析】

患者心悸伴乏力明显，舌胖，苔薄白腻，脉沉无力，考虑气虚为主；单侧头痛及颈痛，考虑为肝阳上扰兼有血瘀；综合患者症状及舌脉，辨病属心悸，辨证属气虚血瘀兼有肝风内扰，故治疗以益气活血兼清肝为主。处方以益气活血方为基础，加钩藤、菊花、夏枯草清肝化风缓解头痛，川芎上行头目使药力上达，久病入络，辅以蜈蚣搜风通络缓解头痛。二诊时患者心悸、乏力改善，左侧头颈痛未发作，但出现下肢水肿，考虑为脾虚湿盛，湿邪下流所致，故增白术、半夏温燥健脾化湿，脾气健旺则湿无从生，茯苓、猪苓、泽兰健脾利湿，使湿从小便而出。

本病以气虚血瘀为发病之本，肝阳上扰为发病之标。治疗以益气活血治其本，佐以养血安神定悸；以平肝清热、祛风通络治其标，兼以息风解痉止痛。整个治疗过程不离益气活血治本，根据病情变化化裁治标。

【案九】冠心病合并心律失常

患者剂某，男，45 岁。2019 年 10 月 30 日初诊。

主诉：心悸，心前区痛三年余，加重月余。心悸，呈阵发性，为心跳加重，心前区痛发作，如针刺样。2019 年 8 月疼痛加重，于北京丰台右安门医院行冠脉造影示：前降支未见异常，回旋支远端狭窄 90%，第二钝缘支开口狭窄 70% ～ 80%，右冠远端狭窄 90%，予回旋支植入支架 2 枚，右冠脉植入支架 2 枚。刻下症：心悸、心前区疼痛，乏力，气短，胸憋闷呈阵发性，喉中似有痰，不易咯出，白黏痰，食欲欠佳，食后胀满，二便正常，既往高血压、高脂血症。舌胖有齿痕，舌嫩红，苔黄腻，脉沉无力。心电图示：窦性心动过速。血压 123/73mmHg，心率 112 次 / 分。

辨证：气虚血瘀，痰浊蕴结。

治法：益气活血，化痰散结。

处方 1：

党参 15g	红芪 20g	丹参 20g	红花 10g
郁金 10g	枳壳 10g	莪术 10g	昆布 10g
浙贝母 10g	杏仁 10g	苏子 10g	苏梗 10g
玄参 10g	茯苓 15g	炒莱菔子 12g	鬼箭羽 12g
炒白术 12g			

14 剂，水煎服，每日 1 剂。

处方 2：

玄参 10g	桔梗 10g	生甘草 6g	乌梅 10g
胖大海 15g			

14 剂，代茶饮。

二诊（2019 年 11 月 13 日）：药后乏力、胸憋闷、胸痛、心悸诸症均减轻，晚上咽部发憋，似有痰，咯之不出，咽之不下，食欲好转，食后胀满减轻，二便正常。舌胖有齿痕，舌边尖红，苔薄黄腻，脉沉弦。血压 139/69mmHg，心率 84 次 / 分。

处方：

党参 15g	红芪 20g	杏仁 10g	丹参 20g
红花 10g	鬼箭羽 12g	莪术 10g	昆布 10g
郁金 10g	枳壳 10g	片姜黄 10g	浙贝母 10g

炒白术 12g　　茯苓 15g　　炒莱菔子 12g　旋覆花 10g^{包煎}

代赭石 15g^{先煎}　麦冬 10g　　黄芩 12g

14 剂，水煎服，每日 1 剂。

三诊（2019 年 11 月 26 日）：服药后咽部异物感减轻，无明显诱因出现乏力，偶尔胸憋闷，晚上休息时胸痛，心悸偶发，食欲欠佳，食后胀满，有胸憋闷感，二便正常，难入眠，早醒，睡 1～2 小时即醒，难复睡。舌胖有齿痕，苔薄白腻，脉沉弦。血压 99/58mmHg，心率 68 次 / 分。

处方：

党参 15g　　　红芪 20g　　　丹参 20g　　红花 10g

白蒺藜 10g　　皂角刺 3g　　　鬼箭羽 12g　茯苓 15g

莪术 10g　　　昆布 10g　　　浙贝母 10g　炒白术 12g

旋覆花 10g^{包煎}　代赭石 15g^{先煎}　五味子 10g　炒酸枣仁 15g

炒莱菔子 10g　炒谷芽 10g　　炒稻芽 10g

14 剂，水煎服，每日 1 剂。

四诊（2019 年 12 月 17 日）：药后乏力减轻，胸痛偶发，有时胸憋闷，心悸，反酸，咽喉异物感，食欲尚可，食则胸憋闷，无食后胀满，早醒，醒后不易入睡，腰酸无力。舌胖有齿痕，苔薄腻微黄，脉沉弦。血压 110/64mmHg，心率 74 次 / 分。

处方：

党参 20g　　　红芪 20g　　　丹参 20g　　　红花 10g

鬼箭羽 12g　　莪术 10g　　　昆布 10g　　　浙贝母 10g

郁金 10g　　　枳壳 10g　　　片姜黄 10g　　炒白术 12g

茯苓 15g　　　旋覆花 10g^{包煎}　代赭石 15g^{先煎}　乌贼骨 12g

合欢皮 20g　　制远志 6g　　　炒酸枣仁 15g　山萸肉 12g

桑寄生 15g　杜仲 10g

14 剂，水煎服，每日 1 剂。

【验案评析】

该患者冠脉造影显示多支狭窄严重，属于冠状动脉粥样硬化性心脏病。郭维琴教授认为，胸痹心痛的基本病机是气虚血瘀，痰瘀互结，痹阻心脉而心脉不畅，心失所养，心神不宁而心悸发作。心悸伴乏力、气短，为心气虚的表现；心、脾为母子相生的关系，母病及子则脾气亦虚，故见纳差胀满；脾为生痰之源，脾失健运不能运化水谷则生痰，故喉中似有痰，可咯出少量白黏痰；痰瘀痹阻于心脉，故见胸痛、胸闷时作，临床冠脉造影发现多支狭窄严重。舌胖有齿痕，脉沉无力，为气虚血瘀的舌脉表现。患者平素胸闷、痰多不易咯出，为无形痰瘀兼有形之痰凝气滞壅塞所至，同时易可导致气机不畅，上扰心神，加重心神不宁，心悸不安。治疗以益气活血化痰散结为主，党参、红芪、丹参、红花、鬼箭羽益气活血；莪术、昆布、浙贝母为常用角药，破瘀化痰，软坚散结；辅以郁金、枳壳理气开郁、宽胸止痛，白术、茯苓健脾益气；杏仁、苏子、苏梗、莱菔子降气化痰，玄参利咽。此外开具了桔梗甘草汤加玄参、乌梅、胖大海代茶饮，改善咽部不适。

二诊，患者诸症减轻，但咽部发憋明显，脉转沉弦，考虑气郁痰滞较重，痹阻胸中，郭老师用理气止痛角药组合即郁金、炒枳壳联合片姜黄以加强理气开郁功效，片姜黄治疗胸痹横贯疼痛效果尤佳。同时以旋覆花、代赭石易杏仁、苏子、苏梗以降气化痰。患者舌尖红，苔薄黄腻，郁热伤阴，痰湿内阻，加入黄芩、麦冬养阴清热对症治疗。

三诊，患者咽部异物感减轻，食欲差，食后胸部憋闷、腹胀，入睡难伴早醒，以白蒺藜、皂角刺代替郁金、枳壳、姜黄，增强疏肝理气、散结止痛功效。用炒谷芽、炒稻芽健脾消食，五味子、炒酸枣仁养心安神，重视中焦脾胃运化功能的恢复，调营卫，而益心气。

四诊，患者食后憋闷，睡眠仍差，腰酸无力，用郁金、枳壳、姜黄理气宽胸，乌贼骨和胃制酸，远志、合欢宁心安神，桑寄生、杜仲、山萸肉补肾强腰以缓解腰酸无力。

【案十】老年性疾病伴发心律失常

患者候某某，女，84岁。2019年4月23日初诊。

主诉：心悸一年余。近一年来心悸气短间断发作，多于进食后发作，伴乏力。曾于北京中医药大学东直门医院门诊就诊，口服中药后效果不佳。刻下：心悸、乏力、气短，多于食后发作，纳食一般，善太息，嗳气、腹胀，排气后减轻，眠可，口干苦，右胁部偶有不适。大便1次/日，排便无力不爽，基本成形，不干。舌淡红，苔薄白，脉细弦。既往腰椎滑膜手术后、胆囊保胆取石术后。心率78次/分，律齐。血压120/59mmHg。心电图示：窦性心律，大致正常。

辨证：气虚血瘀，肝脾不调。

治法：益气活血，健脾调肝，养血安神。

处方：

川楝子 10g	当归 15g	赤芍 15g	白芍 15g
薄荷 3g^{后下}	党参 15g	炒白术 12g	茯苓 15g
旋覆花 10g^{包煎}	代赭石 15g^{先煎}	干姜 6g	炒莱菔子 15g
丹参 20g	五味子 10g	炒酸枣仁 15g	柏子仁 12g

郁金 10g

14 剂，水煎服，每日 1 剂。

二诊（2019 年 5 月 24 日）：服药后腹胀减轻，心悸稍减，遇事心情不畅时加重。大便不干，但排便困难，食欲不佳。舌暗有瘀斑，苔薄白，脉细弦。

处方：

川楝子 10g	当归 15g	赤芍 15g	炒谷芽 10g
红芪 10g	丹参 20g	红花 10g	生白术 20g
全瓜蒌 20g	茯苓 15g	鸡内金 10g	砂仁 6g^{后下}
五味子 10g	煅灵磁石 30g^{先煎}	制远志 6g	炒酸枣仁 15g
炒麦芽 10g			

7 剂，水煎服，每日 1 剂，早晚温服。

【验案评析】

根据症状及舌脉，本案患者为肝郁气滞，肝木克脾土，子盗母气，使心脾两虚，气血亏虚，心神失养而致病。肝主疏泄，肝经巡行于胁部，若情志不调，肝气郁结，可致右胁部不适，故善太息，嗳气，所谓"木能疏土而脾滞以行"。肝气不疏，则脾气易滞，久可形成脾虚，所谓"肝郁乘脾"。《黄帝内经》云"饮入于胃，游溢精气，上输于脾，脾气散精"，饮食后需要脾运化精微输布全身，若脾气本虚，运化劳脾，脾之升清功能亦受累及，升降失调，气滞胸腹，清阳不升，浊阴不降，故多于饮食后出现心悸、气短、腹胀。脉弦细提示患者肝郁、血虚、脾弱之病机，治疗上应以疏肝解郁、健脾养血为主，用逍遥散加减。因柴胡有劫肝阴之弊，郭老师常以川楝子易柴胡疏肝理气，加郁金增强疏肝理气之用，旋覆花、代赭石、莱菔子理气、降气，丹参、五味子、炒酸枣仁、柏子仁补血养心，干姜温健脾阳。二诊时患者心悸、腹胀减轻，食欲差，排便困难，舌暗有瘀斑，故增红芪、红花以益气活血，鸡内金、砂仁、炒谷芽健脾消食。因腹胀、心悸均减轻，故二诊去薄荷、白芍、莱菔子，加远志、磁石以化痰定悸，重镇安神，炒谷芽、鸡内金、砂仁合红芪以健运中焦补气血，心情不畅时加重，以瓜蒌宽胸化痰，兼降气通腹，浊降清升，诸脏安合。

【案十一】高血压病伴发心律失常

患者吴某某，女，81岁。2019年6月25日初诊。

主诉：心悸、胸憋闷四五年。从1970年后就有心悸阵发，近四五年出现胸憋闷，胸痛，行走加重。于当地医院体检发现，颈动脉有内中膜增厚，动脉壁不光滑，心脏彩超提示左室舒张功能降低。刻下：乏力、自汗，气短，怕热，胸部憋闷呈阵发性，有时心前区疼痛，需吸氧及含服速效救心丸缓解，食欲尚好，二便正常，睡眠尚可。既往有高血压、高脂血症史。舌质暗红，舌胖有齿痕，苔薄腻，脉细弦。血压178/67mmHg。心率67次/分。心电图：窦性心律，I、avL、V5、V6导联T波低平。

辨证：气虚血瘀，肝肾不足。

治法：益气活血，补肾调肝，交通心肾。

处方：

党参15g	红芪20g	丹参20g	红花10g
郁金10g	枳壳10g	片姜黄10g	鬼箭羽12g
五味子10g	煅灵磁石30g^{先煎}	制远志6g	炒酸枣仁15g
山萸肉12g	女贞子12g	知母10g	

14 剂，水煎服，每日 1 次。

二诊（2019 年 7 月 6 日）：服药后乏力、自汗减轻，胸憋闷、胸痛、烘热未发作，晨起眼睑肿胀，午后下肢水肿，食欲好，大便正常，苔薄，脉沉细。测右臂血压 171/64mmHg，测左臂血压 149/61mmHg。心率 64 次 / 分。心电图示：窦性心律，ST–T 段改变。胸前导联 V5、V6 ST–T 段下移， I 、avL、V5、V6 导联 T 波低平。

处方：

党参 20g	红芪 20g	丹参 20g	红花 10g
郁金 10g	枳壳 10g	片姜黄 10g	鬼箭羽 12g
炒白术 12g	泽兰 15g	车前子 20g^{包煎}	茯苓 15g
女贞子 12g	山萸肉 12g	知母 10g	地骨皮 10g
五味子 10g	煅灵磁石 30g^{先煎}	炒酸枣仁 15g	

28 剂，水煎服，每日 1 次。

三诊（2019 年 8 月 13 日）：服药后胸闷、胸痛未发作，烘热减轻，仍乏力，自汗，晨起眼睑肿胀消失，午后或站立时间长则下肢水肿，站立干活时头晕，有一过性黑矇，约 1～2 秒即缓解。食欲好，大便正常，睡眠好，苔薄白，脉沉弦。血压 169/70mmHg，心率 65 次 / 分。心电图示：窦性心律，avL 导联 T 波低平，V5、V6 导联 T 波由低平转为直立。建议住院进一步查冠脉造影及 24 小时动态心电图，患者拒绝。

处方：

党参 20g	红芪 20g	丹参 20g	红花 10g
郁金 10g	枳壳 10g	片姜黄 10g	鬼箭羽 12g
泽兰 15g	车前子 20g^{包煎}	炒白术 12g	川芎 10g
五味子 10g	浮小麦 30g	山萸肉 12g	葛根 15g

女贞子 12g　知母 10g　　　地骨皮 10g

28 剂，水煎服，每日 1 次。

四诊（2019 年 9 月 10 日）：服药后乏力减轻，胸闷、胸痛未发作，一个夏季没有吸氧，未用速效救心丸，仍见下肢轻度水肿，烘热、汗出减轻，食欲好，二便正常，苔薄腻，脉沉细。血压 147/51mmHg，心率 67 次/分。24 小时动态心电图示：窦性心律，最小心率 50 次/分（02∶40），最大心率 92 次/分，平均心率 63 次/分。室上性异位 43 次，室性异位 0 次，II、III、avF、V5、V6 导联 ST-T 段轻度下移，V5、V6 导联 T 波低平。

处方：

党参 20g　　红芪 20g　　丹参 20g　　红花 10g

鬼箭羽 12g　郁金 10g　　片姜黄 10g　车前子 20g^{包煎}

女贞子 12g　山萸肉 12g　炒栀子 10g　枸杞子 10g

泽兰 15g　　炒白术 12g　猪苓 15g　　茯苓 15g

28 剂，水煎服，每日 1 次。

五诊（2019 年 10 月 23 日）：服药后乏力减轻，活动后胸憋闷发作次数减少，食欲好，二便正常，舌尖暗，苔薄白，脉沉。血压 144/70mmHg，心率 71 次/分。

处方：

党参 20g　　红芪 20g　　丹参 20g　　红花 10g

鬼箭羽 12g　白蒺藜 10g　皂角刺 3g　　茯苓 15g

当归 15g　　鸡血藤 30g　枸杞子 12g　泽兰 15g

炒白术 12g　猪苓 15g

28 剂，水煎服，每日 1 次。

【验案评析】

患者年岁较高，心气本虚，加之其心悸病史40余年，原有气虚血瘀逐渐加重，从而出现胸闷、胸痛。久病及肾，若肾精不足，虚阳浮越则有自汗、烘热。结合舌胖、苔薄、脉细，提示该患者气虚血瘀气滞、肾精不足的病机，治疗以益气活血、理气益肾为主，用益气活血基本方益气活血，理气开郁，宽胸止痛，加山萸肉、女贞子、知母益肾固精。二诊，患者出现眼睑及下肢水肿，此为阴损及阳，阳虚不能化水，故加白术、泽兰、车前子、茯苓以活血利水。三诊，患者诉水肿好转，仍自汗，站立时偶有头晕、一过性黑矇，故增用浮小麦益气敛汗，用葛根升清、川芎直走头部改善头晕。四诊、五诊，患者情况日渐好转，益气活血基础上加白蒺藜、皂角刺疏肝散结、破瘀散结，当归、鸡血藤养血活血，枸杞子补益肝肾以巩固疗效。

【案十二】心肌供血不足伴发房性期前收缩

患者王某某，女，71岁。2018年12月5日初诊。

主诉：心悸、胸憋闷10年。刻下：心悸呈阵发性，有停跳感。胸憋闷呈阵发性，可持续3～5分钟/次，乏力、畏寒，手足发凉，食欲不佳，大便溏，1～2次/日，小便时有尿痛。既往胆结石、泌尿系感染、乳腺增生、甲状腺结节。舌质暗红，舌胖有齿痕，苔薄腻，脉沉细。心电图示：窦性心律，I、avL、V2-V5导联T波倒置，V6导联T波低平。心脏彩超：心内结构未见明显异常，左室舒张功能减退。患者拒查冠脉造影。

辨证：气虚血瘀，肝脾不调。

治法：益气活血，健脾调肝。

处方：

党参 20g	红芪 20g	薤白 10g	荜茇 6g
丹参 20g	红花 10g	鬼箭羽 12g	川芎 10g
郁金 10g	枳壳 10g	五味子 10g	炒酸枣仁 15g
制远志 6g	炒白术 12g	茯苓 15g	干姜 6g

14 剂，水煎服，每日 1 剂。

二诊（2018 年 12 月 25 日）：服药后心悸、胸憋闷减轻，劳累后背痛呈持续性，休息后可缓解。仍乏力、畏寒，食欲有增，二便正常。苔黄腻，脉沉细。心率 80 次 / 分，律齐。血压 136/60mmHg。

处方：

党参 20g	红芪 20g	薤白 10g	荜茇 6g
丹参 20g	红花 10g	鬼箭羽 12g	川芎 10g
羌活 10g	狗脊 10g	桑寄生 15g	伸筋草 12g
五味子 10g	炒酸枣仁 15g	制远志 6g	鸡内金 10g
砂仁 6g^{后下}	藿香 10g	佩兰 10g	茯苓 15g

14 剂，水煎服，每日 1 剂。

三诊（2019 年 3 月 12 日）：服药后心前区胸憋闷、心悸、背痛、乏力诸症均有明显减轻，食欲有增，大便溏，1 ～ 2 次 / 天。苔黄腻，脉沉细无力。心率 75 次 / 分，律齐。血压 120/72mmHg。

处方：

党参 20g	红芪 20g	丹参 20g	红花 10g
郁金 10g	枳壳 10g	片姜黄 10g	鬼箭羽 12g
炒白术 12g	茯苓 15g	苍术 15g	干姜 6g

霍香 10g　　　佩兰 10g　　　菖蒲 10g　　　砂仁 6g^{后下}

鸡内金 10g

14 剂，水煎服，每日 1 剂。

【验案评析】

根据心电图提示，该患者有心肌供血不足伴心律失常，既有心悸，也有胸憋闷，可归属于中医学"胸痹""心悸"范畴。《素问·痿论》云："心主身之血脉。"《灵枢·营卫生会》言："营在脉中，卫在脉外。"《伤寒论·辨脉法》言："营卫不通，血凝不流。"可见，血液的正常运行必须以心气充沛、血液充盈、脉道通利为基本条件。因此，心气虚为本，气虚血瘀为冠心病基本病理变化，营阴亏虚、神不守舍为心律失常的发病病机。心气不足，推动无力，脉道壅塞，或心血不足，营阴亏损，神不守舍是冠心病患者发生心悸的关键。故以益气养阴、活血通络、安神定悸为基本治法。基础方为益气活血方，可在其基础上加减化裁。方中党参、红芪健脾益气以补益心气，使心气充沛。丹参、红花、鬼箭羽、川芎活血化瘀以助脉道通利。患者出现胸憋闷，考虑气滞较重，加用郁金、枳壳以理气开郁、宽胸止痛。症见胸闷憋气，又有乏力、畏寒、手足发凉，归属中医"胸痹心痛"，病机在于"阳微阴弦"。上焦胸阳不振，下焦阴寒之邪阴占阳位，胸阳痹阻不通，考虑阳气不畅，加用干姜、薤白、荜茇温中散寒，宣痹通阳。根据患者舌胖有齿痕苔薄腻，考虑有脾虚痰湿，故加炒白术、茯苓健脾祛湿。二诊，患者心悸、胸憋闷减轻，去干姜、炒白术、郁金、枳壳。但劳累后背痛呈持续性，遂加羌活、狗脊、桑寄生、伸筋草祛风寒湿，通络止痛。苔黄腻，加藿香、佩兰芳香化湿热，用鸡内金、砂仁健脾消食理气。三诊，诸症明显减轻，大便溏，考虑为脾阳虚，阳不化气而生湿，在继投前方的基础上，加干姜温脾阳，用苍术、菖蒲增强化湿之力。三诊后诸症明显减轻。

【案十三】良性早搏

患者梁某，女，38岁。2019年11月20日初诊。

主诉：心悸2年余，加重2周。2年前劳累后出现心悸，表现为心跳加快，有停跳感，胸闷气短，服中药治疗后好转。2周前劳累后心悸加重，胸闷气短，时有心前区针刺样疼痛，为求进一步治疗来院。刻下：间断心悸，表现为心跳加快，有停跳感，胸闷气短，劳累后加重，时有心前区针刺样疼痛，伴后背疼，可持续1～2天，休息后缓解，上楼小腿酸困，后背、双脚凉，胃喜暖怕寒，食欲好，偶有腹胀，无口干口苦，无反酸烧心，眠差多梦，大便不规律，成形，小便可，既往体健。舌胖有齿痕，质偏暗，苔薄白，脉细弦。辅助检查动态心电图（中国人民解放军第305医院）示：偶发室早1次/24h，房早20次/24h，短阵房性心动过速（4阵）。血压119/68mmHg，心率82次/分。心电图示：窦性心律，大致正常。

辨证：气虚血瘀，肝脾不调。

治法：益气活血，调肝健脾，重镇安神。

处方：

| 党参20g | 红芪10g | 丹参20g | 红花10g |
| 郁金10g | 白蒺藜10g | 皂角刺3g | 枳壳10g |

桃仁 10g　　　五味子 10g　　煅灵磁石 30g^{先煎}　　制远志 6g

炒酸枣仁 15g　干姜 6g　　　炒莱菔子 12g　　　炒白术 12g

14 剂，水煎服，每日 1 剂。

二诊（2019 年 12 月 4 日）：服药后乏力、心悸、胸闷、背凉诸症减轻，食欲好，食后胀满，大便 2～3 日一行，无排便困难。舌胖有齿痕，苔薄白，脉沉细弦。血压 128/68mmHg，心率 95 次/分。

处方：

党参 20g　　　红芪 10g　　　丹参 20g　　　红花 10g

鬼箭羽 12g　　白蒺藜 10g　　皂角刺 3g　　　龙眼肉 10g

薤白 10g　　　川芎 10g　　　炒白术 12g　　茯苓 15g

干姜 6g　　　炒莱菔子 12g　全瓜蒌 15g　　五味子 10g

炒酸枣仁 15g　制远志 6g

14 剂，水煎服，每日 1 剂。

三诊（2019 年 12 月 18 日）：服药后乏力、心悸、胸憋闷减轻，胸骨后疼痛未发，腰以下麻，痿软无力，食欲好，二便正常，食后胀满。舌暗胖有齿痕，苔薄白，脉沉细尺不足。血压 121/74mmHg，心率 86 次/分。

处方：

党参 20g　　　红芪 20g　　　丹参 20g　　　红花 10g

郁金 10g　　　枳壳 10g　　　鬼箭羽 12g　　炒稻芽 10g

炒白术 12g　　茯苓 15g　　　炒莱菔子 12g　炒谷芽 10g

山萸肉 12g　　怀牛膝 10g　　补骨脂 12g　　细辛 3g

鸡血藤 30g　　川芎 10g　　　木瓜 10g

14 剂，水煎服，每日 1 剂。

【验案评析】

气虚血瘀是心系疾病发生的基本病机，心悸的发生是在此基础上营卫失和，心失所养，血不养心，心神不宁，严重时可出现脉不守神而致脉律的异常。该患者心悸特点为劳累后加重，气虚表现明显。"脾为生化之源"，"中焦受气取汁，变化而赤，是谓血"，脾气虚，血化生不足则血虚，营血虚不养心神故心悸动，伴眠差多梦；气虚日久致阳虚，阳气不达四末，故下肢酸困发凉；胸阳不展故胸闷气短、背发凉，脾阳不足饮食喜暖恶寒。气为血之帅，气虚无力推动血液运行故成瘀，故见胸背痛。舌胖有齿痕，舌偏暗，脉细弦，提示患者心脾气虚、营血亏虚，同时伴血瘀、气郁。故治以益气活血，养血和营，理气开郁，宁心安神定悸。方中党参、红芪、丹参、红花、桃仁益气活血，郁金、枳壳理气开郁、宽胸止痛，灵磁石、远志、炒酸枣仁、五味子养血安神，干姜、炒白术温阳健脾，辅以炒莱菔子消食化痰。白蒺藜、皂角刺疏肝理气、破癥散结以助气行血畅，体现了通过疏泄肝胆气机以助脾胃运化，从而使营卫调和以治心的理念。二诊，患者诸症好转，以鬼箭羽易桃仁破血逐瘀、去恶血；背凉明显，故以薤白、川芎易郁金、枳壳温通胸阳；食后胀满增，予茯苓健脾益气。三诊，诸症减轻，但仍食后胀满，增予炒谷芽、炒稻芽消食健脾，是重视中焦脾胃功能恢复的诊疗思路；腰以下麻，痿软无力，脉沉细尺不足，为肾阳不足表现，增予山萸肉、补骨脂、怀牛膝温补肾阳，辅以细辛、鸡血藤养血温通经脉。通过补肾阳，进而健运脾土，调营和血，以养心凝神定悸。

【案十四】多发室性异位心律

患者李某，女，56 岁。2019 年 4 月 16 日初诊。

主诉：心悸 7 个月。心悸呈阵发性，心跳加快，发作逐渐频繁，无明显乏力，早醒不易复睡。食欲好，大便 2～3 天一行。既往高血压。舌胖有齿痕，苔白腻，脉沉细。24 小时动态心电图（当地医院）示：窦性心律，最小心率 50 次 / 分，最大心率 125 次 / 分，平均心率 76 次 / 分。室性异位 977 次 /24h，室上性异位 65 次 /24h。24 小时血压监测提示：间断性低血压。心脏彩超示：舒张功能减低。心电图正常。

辨证：气虚血瘀，肝肾不足。

治法：益气活血，补肾调肝。

处方：

党参 15g	红芪 20g	丹参 20g	红花 10g
赤芍 15g	白芍 15g	川楝子 15g	当归 15g
五味子 10g	制远志 6g	煅灵磁石 30g^{先煎}	炒酸枣仁 15g
生白术 30g	全瓜蒌 30g	炒谷芽 10g	炒麦芽 10g
夜交藤 20g			

14 剂，水煎服，每日 1 剂。

二诊（2019 年 5 月 8 日）：服药后心悸、睡眠好转。大便已不干，1 次 / 日。食欲好，二便正常。舌胖有齿痕，苔薄腻，脉细弦。心率 67 次 / 分，律齐。血压 110/72mmHg。

处方：

党参 15g	黄芪 20g	丹参 20g	红花 10g
赤芍 15g	白芍 15g	川楝子 15g	当归 15g
五味子 10g	制远志 6g	煅灵磁石 30g^{先煎}	炒酸枣仁 15g
生白术 30g	全瓜蒌 30g	桃仁 10g	皂角刺 3g

28 剂，水煎服，每日 1 剂。

【验案评析】

该案患者年近六十，五脏皆衰，其发病多与情志不畅相关，在心气不足的基础上，肝阴亏虚，肝血暗耗，血不养心，心神失养。另有肝阴不足，肝阳上亢，上扰心神，神不守舍。治以滋阴柔肝或疏肝理气，合以益气养血、活血安神，用一贯煎加减。主要用川楝子、当归、赤芍、白芍以养血柔肝疏肝。《灵枢·营卫生会》曰："人受气于谷，谷入于胃，以传与肺，五脏六腑，皆以受气，其清者为营，浊者为卫，营在脉中，卫在脉外。"营卫皆源于脾胃所化生的水谷精微，故善于调营卫者，先调脾胃。用党参、红芪健脾益气以充其营卫，补益心气。丹参、红花活血化瘀，炒酸枣仁、五味子、夜交藤养血安神，远志涤痰开窍、宁心安神，磁石重镇安神，多角度安神定悸，使神有所归。患者大便两三天一行，用炒谷芽、炒麦芽健脾消食以通腑气，生白术、全瓜蒌润肠通便。二诊，心悸、睡眠好转，大便已不干，去夜交藤、炒谷芽、炒麦芽，加桃仁润肠通便，皂角刺增强疏肝理气之力。

【案十五】围绝经期伴发心悸

患者许某某，女，49 岁。2020 年 1 月 14 日初诊。

主诉：心悸两年。生气后即发生心悸，剑突下作胀，隐隐作痛，烧心反酸，恶心，进冷食则胃痛，乏力气短，手足凉，食欲欠佳，二便正常。烦躁易怒，体位改变时头晕、目眩。既往高血压病史。舌暗，苔黄厚腻，脉沉细弦。血压134/86mmHg，心率 60 次 / 分。心电图示：窦性心动过缓

（54 次 / 分）。

辨证：气虚血瘀，肝肾不足，脾胃不和。

治法：益气活血，补肾调肝，化湿和胃。

处方：

川楝子 10g	当归 15g	赤芍 15g	白芍 15g
炒白术 12g	茯苓 15g	党参 15g	红芪 10g
荜澄茄 10g	延胡索 10g	广木香 6g	乌贼骨 10g
煅瓦楞子 15g^{先煎}	砂仁 6g^{后下}	鸡内金 10g	红花 10g
淫羊藿 15g	补骨脂 12g	丹参 20g	

14 剂，水煎服，每日 1 剂。

二诊（2020 年 1 月 21 日）：服药后心悸发作次数减少，无明显烧心反酸，剑突下坠，按之作痛，常叹息，梦多，早醒，排便困难。苔黄厚腻，脉沉细弦。血压 136/82mmHg。心率 67 次 / 分。心电图示：窦性心律（67 次 / 分）。

处方：

川楝子 10g	当归 15g	赤芍 15g	白芍 15g
炒白术 12g	茯苓 15g	党参 15g	黄芪 20g
升麻 10g	延胡索 10g	全瓜蒌 15g	荜澄茄 10g
合欢皮 20g	制远志 6g	炒酸枣仁 15g	龙眼肉 10g
藿香 10g	佩兰 10g	郁金 10g	菖蒲 10g

14 剂，水煎服，每日 1 剂。

【验案评析】

该案患者年近五十，故考虑为更年期心律失常，归属于中医"心悸"范畴。《素问·上古天真论》云："七七，任脉虚，太冲脉衰少，天癸竭，地道不通，故形坏而无子也。"《素问·阴阳应象大论》云："年四十，阴气自半。"本患者病机为肝肾阴虚火旺，虚火上扰心神，神不守舍而出现心悸。治以滋阴疏肝，合以益气养血、活血安神，用一贯煎加减。主要用川楝子、当归、赤芍、白芍以养血柔肝，滋阴疏肝，调和营卫。党参、红芪、炒白术、茯苓健脾益气以补益心气，丹参、红花活血化瘀。因患者生气后即发生心悸，剑突下作胀，考虑为肝气不舒，加延胡索、广木香疏肝理气。《灵枢·五味》云："谷始入于胃，其精微者，先出于胃之两焦，以溉五脏，别出两行，营卫之道。"患者营卫失调与脾胃功能失调密切相关，平素烧心反酸，恶心，进冷食则胃痛，故当调脾胃，用乌贼骨、煅瓦楞子制酸止痛、荜澄茄温脾阳、散脾寒。手足凉，考虑肾阳不足，温煦失职，用淫羊藿、补骨脂温补肾阳。食欲欠佳，加砂仁、鸡内金健脾消食以助运化。二诊，心悸发作次数减少，无明显烧心反酸，无手脚凉，去乌贼骨、煅瓦楞子、淫羊藿、补骨脂。梦多，早醒，加远志、炒酸枣仁、龙眼肉养心安神以助睡眠。常叹息考虑为肝气郁结，加合欢皮、郁金解郁。排便困难则加全瓜蒌润肠通便，苔黄厚腻加藿香、佩兰、菖蒲清热化湿醒脾。

【案十六】围绝经期伴发心悸

患者王某，女，49 岁。2018 年 12 月 4 日初诊。

主诉：心悸半年。刻下：闻巨响后则心悸，休息后可缓解，不易入睡，食欲好，二便正常。既往肾结石，脂肪肝。舌胖有齿痕，有瘀斑，苔厚腻微黄，脉沉细。心率 80 次 / 分，律不齐，偶发早搏。血压 138/80mmHg。心电图示：大致正常。

辨证：气虚血瘀，肝郁脾虚。

治法：益气活血，健脾调肝。

处方：

党参 15g	红芪 20g	当归 15g	五味子 10g
制远志 6g	煅灵磁石 30g^先煎	炒酸枣仁 15g	赤芍 15g
白芍 15g	夜交藤 30g	合欢皮 20g	藿香 10g
佩兰 10g	炒栀子 10g	茯苓 15g	丹参 20g
红花 10g			

14 剂，水煎服，每日 1 剂。

二诊（2018 年 12 月 25 日）：服药后心悸明显减轻，睡眠稍有好转，二便正常。苔黄腻，脉沉细弦。进食水果则反酸，进食冷食则腹胀满。

处方：

党参 15g	红芪 20g	炒白术 12g	茯苓 15g
川楝子 10g	当归 15g	赤芍 15g	白芍 15g
夜交藤 30g	合欢皮 20g	炒酸枣仁 15g	珍珠粉 0.6g^冲
佩兰 10g	藿香 10g	炒栀子 10g	川牛膝 10g
鸡血藤 30g			

28 剂，水煎服，每日 1 剂。

三诊（2019 年 1 月 23 日）：服药后心悸明显减轻，早醒但已能复睡。腰凉，不能进食冷食，食入即腹泻，食欲好，二便正常。苔薄腻，舌边尖红，脉沉细。心率 78 次 / 分，律齐。血压 143/82mmHg。

处方：

党参 15g	红芪 20g	炒白术 12g	茯苓 15g
鸡血藤 30g	荜澄茄 10g	赤芍 15g	白芍 15g
夜交藤 30g	制远志 6g	炒酸枣仁 15g	珍珠粉 0.6g^冲

桑寄生 15g　　川断 10g　　菟丝子 20g

28 剂，水煎服，每日 1 剂。

四诊（2019 年 3 月 19 日）：服药后心悸减轻，入睡较前容易，进食冷食已不腹泻，但进食冷食后仍腹胀，食欲好，二便正常。苔薄黄，脉沉细。心率 75 次/分，律齐。血压 115/62mmHg。

处方：

党参 15g　　　　红芪 20g　　　炒白术 12g　　　茯苓 15g

干姜 6g　　　　荜澄茄 10g　　赤芍 15g　　　　白芍 15g

鸡内金 10g　　制远志 6g　　　炒酸枣仁 15g　珍珠粉 0.6g^冲

砂仁 6g^{后下}　　藿香 10g　　　佩兰 10g　　　　桑寄生 15g

川断 10g

28 剂，水煎服，每日 1 剂。

【验案评析】

该案患者最初因闻巨响后出现心悸，除心悸外未诉其他不适，饮食、二便尚可。心气虚则胆怯易惊，根据主症，辨病属"心悸"范畴，辨证主要依据其舌脉，舌胖有齿痕、有瘀斑，脉沉细，提示有气虚血瘀，苔厚腻微黄提示兼有湿浊稍有郁热，故治疗以益气活血为主，兼以化湿清热，方用益气活血方加减。党参、红芪通过补益脾胃之气而充实气血，气血实则五脏六腑得养，心气亦得养；丹参、红花活血化瘀，辅以当归、赤芍养血行血；五味子、白芍养阴，津血同源，阴液充足则血亦得养；酸枣仁、远志、夜交藤、磁石养心安神，改善睡眠；藿香、佩兰芳香透湿，佐以栀子清热，合欢皮入心经，能安五脏，宁心神；茯苓健脾宁心。二诊，患者出现进食水果则反酸，脉较之前多了弦象。考虑反酸为肝气犯胃所致，故增用川楝子泻肝和胃以制酸；进食冷食则腹胀满，考虑中焦阳气偏虚，去前方中偏凉的药物丹参、红花，改用性温之牛膝，甘温之鸡血藤活血养血通络，珍珠粉安神助眠。三诊，患者诉腰凉，食用冷食即腹泻，考虑病机为阳气不足，病位在肾，涉脾，故加菟丝子、补骨脂温补肾阳、温脾止泻，荜澄茄温胃散寒湿止泻，桑寄生、川断温补肝肾以缓解腰凉之不适。四诊，患者心悸、腹泻、眠差等均减轻，但仍腹胀，考虑为湿邪阻碍气机的表现，用藿香、佩兰醒脾化湿，砂仁、鸡内金温中行气消食。

本病案患者发病特点是心虚胆怯心悸，病位与肝、胆、心、脾关系密切，治疗以疏肝健脾、理气疏郁、宁心定悸为法，佐以安神定悸，同时加强化湿健脾，从而达到气血调和、心神安定之效。

【案十七】急性粒细胞性白血病化疗伴心力衰竭

患者韩某，女，56 岁。2018 年 6 月 6 日初诊。

主诉：心悸乏力 2 周。既往高血压、甲状腺功能减退、高脂血症病史。因全身紫癜在当地医院诊为急性粒细胞性白血病，在北京大学人民医院进一步诊断后化疗两个疗程。此后心悸不能平卧，当地医院及阜外医院诊为心功能不全。目前服用地高辛、利尿剂、欣康、博苏。刻下：乏力，气短，心悸，无明显喘咳，痰稀色白量不多，食欲一般，二便正常。面色苍白，倦怠。舌胖有齿痕，苔薄白，脉沉细滑。心率 72 次 / 分，律齐。血压 107/62mmHg。

心脏专科医院检查心电图示：窦性心律，Ⅰ、Ⅱ、avF、V1、V2、V3–V6 导联 T 波倒置，avR 导联 T 波低平。当地医院心脏彩超示：心肌受累疾患，左室收缩功能减弱，EF 29%，二尖瓣、三尖瓣大量反流，肺动脉高压。

辨证：气虚血瘀，瘀阻饮停。

治法：益气养血，活血利水，理气健脾兼清虚热。

处方：

党参 20g	红芪 20g	丹参 20g	红花 10g
当归 15g	赤芍 15g	白芍 15g	鸡血藤 30g
桑白皮 12g	葶苈子 15g[包煎]	泽兰 15g	猪苓 20g
桔梗 6g	炒白术 12g	苏梗 10g	苏子 10g
羌活 10g	伸筋草 12g	半枝莲 30g	薤白 10g
车前子 20g[包煎]	茯苓 20g		

14 剂，水煎服，每日 1 剂。

化疗时处方：

党参 20g	红芪 20g	炒白术 12g	茯苓 15g
法半夏 10g	旋覆花 10g[包煎]	生姜 6g	当归 15g
赤芍 15g	白芍 15g	鸡内金 10g	砂仁 6g[后下]
竹茹 10g			

14 剂，水煎服，每日 1 剂。

二诊（2018 年 6 月 20 日）：服药后乏力明显减轻，能外出散步，无明显的咳喘，能平卧，背部酸痛呈持续性。食欲好，大便较干，排便困难。舌胖大有齿痕，苔黄腻，脉右弦细，左沉细弦。北京大学人民医院复查心脏彩超示：左室壁弥漫性运动减弱，左房左室扩大，二尖瓣中度反流，三尖瓣轻度反流，左室舒张、收缩功能减退。EF 30.4%。心电图示：窦性心律，Ⅰ 导联 T 波低平，Ⅱ、Ⅲ、avF、V1–V6 导联 T 波双向，V3、V4 导联 T 波倒置。

处方：

党参 20g	红芪 20g	桑白皮 12g	葶苈子 15g^{包煎}
泽兰 15g	茯苓 15g	猪苓 20g	桂枝 6g
苏梗 10g	苏子 10g	浙贝母 10g	杏仁 10g
羌活 10g	伸筋草 12g	半枝莲 30g	狗脊 10g
全瓜蒌 30g	火麻仁 15g	鱼腥草 20g	

14 剂，水煎服，日 1 剂。

三诊（2018 年 8 月 20 日）：患者药后病情平稳向好，在当地抄方取药治疗，每两个月来复诊一次。刻下：无喘憋及呼吸困难，无明显乏力气短，精神体力较前好转，EF 由 29% 提高至 50%。食欲好，大便两三日一行，干燥。舌胖有齿痕，苔薄白腻，脉沉细。

处方：

党参 20g	红芪 20g	桑白皮 12g	葶苈子 15g^{包煎}
泽兰 15g	猪苓 15g	茯苓 15g	车前子 20g^{包煎}
当归 15g	白芍 10g	阿胶 10g^{烊化}	丹参 20g
红花 10g	桂枝 6g	浙贝母 10g	鹿角胶 10g^{烊化}
半枝莲 30g	蜈蚣 2 条	炒白术 12g	

28 剂，水煎服，日 1 剂。

四诊（2018 年 10 月 10 日）：服药后乏力明显减轻，无明显喘咳，能平卧。偶尔有黏稠灰色痰，无下肢水肿。已经能骑自行车购物，食欲好。唯感腰背酸痛，弯腰干活时更为显著。舌暗淡，苔薄白，脉沉。

处方：

党参 20g	红芪 20g	桑白皮 12g	葶苈子 15g^{包煎}
泽兰 15g	猪苓 15g	茯苓 15g	车前子 20g^{包煎}

丹参 20g	红花 10g	桃仁 10g	羌活 10g
伸筋草 12g	杜仲 10g	狗脊 10g	山萸肉 12g
当归 15g	半枝莲 30g	蜈蚣 2 条	鹿角胶 10g^{烊化}

28 剂，水煎服，日 1 剂。

四诊化疗时处方：

党参 15g	红芪 20g	炒白术 12g	茯苓 15g
姜半夏 10g	姜竹茹 10g	鸡内金 10g	砂仁 6g^{后下}
焦麦芽 10g	焦山楂 10g	焦神曲 10g	菟丝子 20g
当归 15g	赤芍 15g	白芍 15g	川楝子 10g
连翘 15g			

14 剂，水煎服，每日 1 剂。

【验案评析】

肾主骨生髓化血，本案患者骨髓化生营血不足，发为急性粒细胞性白血病。气为血之帅，血为气之母，气虚不摄血，血溢脉外而发为紫癜。血溢而血亏，气虚生血不足，最终气血两虚。气血亏虚则乏力，气短，倦怠，心悸，面色苍白。患者存在心力衰竭，但因服用利尿剂，故未表现出喘憋、下肢水肿等水湿内泛之象。痰湿阻肺，故咯白稀痰。化疗期间，脾胃受损，升降失常，故常出现纳差、恶心、呕吐等症状。舌胖有齿痕、苔薄白、脉沉细滑，为气虚湿停之象。治疗拟益气养血、活血祛湿之法。以党参、红芪、当归、赤芍、白芍、鸡血藤补益气血，养血活血，补而不滞；对心力衰竭含益气泻肺方针，益气活血、泻肺利水，加薤白通阳散寒；桔梗、炒白术、苏梗、苏子健脾宣肺祛痰；急性粒细胞性白血病存在热毒，以半枝莲清热解毒，用蜈蚣以毒攻毒，解毒散结；背部酸痛，以羌活、伸筋草祛风通络止痛。二诊，患者大便较干，排便困难，以全瓜蒌、火麻仁润肠通便；苔黄腻，以浙贝母、鱼腥草清热化痰；针对背部酸痛，以狗脊补肝肾强腰膝。三诊、四诊，已无明显乏力气短，体力较前明显改善，干活时腰酸痛明显，加鹿角胶、阿胶血肉有情之品，补肾生髓养血，杜仲补肝肾强腰膝。此患者为急性粒细胞性白血病，需要化疗，化疗期间补益气血同时兼顾调理脾胃之气升降，健脾开胃，降逆止呕。此例患者心悸与急性粒细胞性白血病密切相关，在治疗方面需要注意急性粒细胞性白血病肾虚、热毒的病机特点，同时兼有心力衰竭，又需注意心力衰竭气虚血瘀、阳虚水泛的病机特点，需标本兼顾。

【案十八】频发室性期前收缩伴其他病症

患者孟某，女，25 岁。2019 年 4 月 17 日初诊。

主诉：心悸两年余。心悸有停跳感，活动时加重，口服美西律有效。近来因工作紧张劳累后停跳感增多，胸闷胸痛紧张时发作。刻下：乏力，口唇干裂，无明显口干，双眼干涩，畏寒，遇冷则起荨麻疹，颜面痤疮，食欲好，睡眠好，二便正常。舌胖，苔薄白腻，脉沉细。心率 68 次 / 分，律齐。血压 101/59mmHg。心电图示：窦性心率，大致正常。24小时动态心电图示：窦性心律，最小心率 55 次 / 分，最大心率 139 次 / 分，平均心率 86 次 / 分，室性心率 10880 次，房性早搏 15 次。

辨证：外感风热，营卫失和。

治法：祛风除湿，清热凉血。

处方：

防风 10g　　　乌梅 10g　　　　炙甘草 10g　茯苓 15g

桑白皮 12g　　白芷 10g　　　　牡丹皮 10g　连翘 15g

生龙骨 30g^{先煎}　生牡蛎 30g^{先煎}　夏枯草 12g　炒酸枣仁 15g

合欢皮 20g

14 剂，水煎服，每日 1 剂。

二诊（2019 年 5 月 8 日）：服药后心悸、乏力减轻，双腿较前有力但发凉。睡眠较前好转，头昏沉。食欲好，二便正常。舌红苔少，脉沉细弦。心率 82 次 / 分，律齐。血压 123/51mmHg。

处方：

党参 15g　　　红芪 15g　　　　丹参 20g　　　红花 10g

五味子 10g　　煅灵磁石 30g^{先煎}远志 10g　　　炒酸枣仁 15g

合欢皮 20g　夜交藤 20g　　　珍珠粉 0.6g^冲　细辛 3g

川楝子 10g　赤芍 15g　　　　白芍 15g　　　川牛膝 10g

14 剂，水煎服，日 1 剂。

三诊（2019 年 5 月 22 日）：服药后心悸明显减轻，乏力减轻，胃脘不适有下坠感，喜按喜暖，喜欢蹲着。夜间有头晕伴心悸动。食欲好，大便有不消化食物。舌暗，苔薄白，脉沉细弦。心率 84 次 / 分，律齐。血压 155/65mmHg。

处方：

党参 20g　　　红芪 20g　　　　丹参 20g　　　红花 10g

五味子 10g　　煅灵磁石 30g^{先煎}　制远志 6g　炒酸枣仁 15g

合欢皮 20g　夜交藤 20g　　　桃仁 15g　　　菟丝子 20g

升麻 10g　　　炒白术 12g　　　茯苓 15g

14 剂，水煎服，每日 1 剂。

【验案评析】

中医学治则提出"急则治其标，缓则治其本"。该患者存在遇冷则起荨麻疹的情况，首诊先解决其荨麻疹问题。考虑荨麻疹病位在肺、脾，以防风、白芷祛风除湿，茯苓健脾祛湿，乌梅可酸敛化阴生津，现代药理研究表明其具有抗过敏作用，炙甘草益气固表，桑白皮清肺热以皮治皮，牡丹皮清热凉血，连翘清热解毒。针对患者面部痤疮，以夏枯草清热解毒、散结消肿。同时兼顾心悸，以生龙骨、生牡蛎重镇安神，合欢皮、炒酸枣仁解郁、养血安神。二诊，心悸症状明显改善，双腿较前有力但仍感发凉，荨麻疹未发作。针对心悸进行方药调整，以益气活血、安神定悸为法。结合头昏沉、舌红苔少、脉沉细弦，辨证为阴虚血少、肝阴不足、虚阳扰神，以一贯煎养阴柔肝、理气清热。川楝子、赤芍、白芍疏肝泻热，养血柔肝；川牛膝引血下行，配合养血安神以定悸；少量细辛散寒祛风通络。三诊，患者心悸、乏力明显减轻。《灵枢·五味》云："谷始入于胃，其精微者，先出于胃之两焦，以溉五脏，别出两行，营卫之道。"营卫运行之动力来自脏腑气化，无脏腑气化则营卫不生，无营卫则脏腑不能气化。患者心悸发作，伴见胃脘不适有下坠感，喜按喜暖，完谷不化，提示与营卫失调、脾胃中焦不运相关，当以升麻、炒白术、茯苓、菟丝子健脾祛湿，健运脾胃，升发清阳，温脾止泻。

第四章　郭维琴教授诊治眩晕病经验

一、眩晕病提要

高血压病，属于中医"眩晕"的范畴，眩即眼花，晕是头晕。《医学心悟》云："眩，谓眼黑；晕者，头旋也。故称头旋、眼花是也。"因临床上头晕与眼花常并见，故合称为"眩晕"。轻者闭目可止；重者如坐车船，旋转不定，不能站立，或伴有恶心、呕吐、汗出等症状，严重者可突然昏倒。

祖国医学对此病早有记载，历代医籍论述颇多。《素问·至真要大论》云"诸风掉眩，皆属于肝"，提出"无风不作眩"，并将眩晕发作责之于肝。《素问·玉机真藏论》记载："春脉……太过则令人善忘，忽忽眩冒而巅疾。"所谓巅疾即指眩晕头痛、眼花耳鸣、健忘等症。《素问·六元正纪大论》云："木郁之发，甚则耳鸣眩转，目不识人，善暴僵仆。"指出肝郁化火而致眩晕。《灵枢·口问》云："故上气不足，脑为之不满，耳为之苦鸣，头为之苦倾，目为之眩。"认为眩晕发作与气血不足有关。《灵枢·海论》云："髓海不足，则脑转耳鸣，胫酸眩冒，目无所见，懈怠安卧。"认为眩晕发作与肾精亏虚有关。

汉代张仲景《金匮要略》云："心下有痰饮，胸胁支满，目眩。"认为眩晕发作与痰饮有关。元代朱丹溪则明确提出"无痰不作眩"。明代张景岳指出："眩晕一证，虚者居其八九，而兼火、兼痰者不过十中一二耳。"认为眩晕多属虚证，提出"无虚不作眩"。清代王清任用血府逐瘀汤治疗"瞀闷"，认为眩晕发作与瘀血有关，提出用活血化瘀法治疗眩晕。总的来说，历代医家认为眩晕发作与风、火、痰、虚、瘀有关，病位在肝、脾、肾。

现代医学中的高血压病及相关的脑血管病变均可以以眩晕病命名。凡以眩晕为主症的疾病，如内耳迷路病、脑动脉硬化、高血压、低血压、椎基底动脉供血不足等有明显眩晕症状者，均可参考本病治疗。

二、病因病机

郭维琴老师认为，诊断眩晕病应辨证与辨病相结合，高血压病所致眩晕与内伤有关，多因饮食不节、嗜酒及嗜食肥甘厚味、熬夜劳倦、长期恼怒抑郁、情志不遂等导致。一则耗气伤精，久则伤及肝肾，下元亏虚，肝阳上扰，挟痰挟火，上干清窍。一则气为血帅，气虚气滞均可致血行不畅，血脉瘀阻，久则入络，络脉细急不畅，脑失所养，即发生眩晕。主要致病因素有如下几方面。

（一）痰浊中阻

脾主运化水谷，又为生痰之源。嗜食肥甘厚味，伤于脾胃，健运失司，以致水谷不化精微，聚湿生痰，痰浊中阻，则清阳不升，浊阴不降，引起眩晕。

（二）肝肾阴虚

久病伤肾，或禀赋不足，或年老肾亏，可致肾阴亏虚。肝肾同源，肾阴虚不能上滋肝木，致肝阴亏虚。肝肾阴虚，不能上滋头目，亦见头晕目眩。

（三）心肝火旺

情志不遂，郁而化火，或恼怒焦虑，气郁化火，灼伤肝阴，阴不制阳，肝阳化风挟火，上扰清空，发为眩晕。

（四）气血亏虚

久病不愈，耗伤气血，或失血之后，虚而不复，或脾胃虚弱，不能健运水谷、生化气血，以致气血两虚，气虚则清阳不展，血虚则脑失所养，皆能发生眩晕。

（五）瘀血阻脉

久病入络，瘀血阻络，清窍失养，发为眩晕。

三、治疗眩晕病的核心方药

（一）治疗眩晕经验方——降压通脉汤

主治：高血压所致眩晕，尤其是合并冠心病、缺血性脑血管病，辨证属肝阳上亢、瘀血阻络者。

组成：瓜蒌、薤白、草决明、黄芩、丹参、红花、鸡血藤、郁金、香附、菊花、珍珠母。

功用：清热平肝，活血通脉。

证候分析：诸风掉眩，皆属于肝。肝失条达，肝阳上亢，阳化风动，上扰清窍，症有头痛且胀，头晕目眩；肝火亢盛，扰乱心神，症见烦躁易怒，夜眠不宁；肝胆气郁，化火上炎，症见胁痛，面赤舌红，苔薄黄，脉弦有力；肝火灼津，脉道干涩，血行不畅，瘀血内生，瘀血阻络，不通则痛，故发胸痹心痛或头部刺痛。

（二）治疗高血压病的用药特点

1. 苦寒药物的应用

对于肝肾阴虚、肝阳上亢、风阳上扰的眩晕，须用苦寒药以清其热、降其火，但郭老师认为久用苦寒药物，苦燥易伤阴败胃，不宜久用，如苦寒药必须应用，应与养阴健脾药如生地黄、陈皮等同用。郭老师常用苦寒药物有龙胆草、钩藤、夏枯草、菊花、黄芩、栀子、白薇、决明子等。

2. 活血化瘀药物的应用

在眩晕病患者中，活血化瘀药物的应用较为常见。郭老师认为，在应用活血化瘀药的同时，适当加用行气药能更好地发挥活血化瘀药物作用。郭老师常用活血化瘀药物有丹参、红花、鬼箭羽、川芎、茺蔚子、桃仁、鸡血藤等，其中川芎是郭老师比较常用的行气活血药。郭老师认为，川芎辛散温通，行气活血通经，能交通上下，行气开郁，为血中之气药，能上行头目载药以行，该药活血作用强而不破血，理气而不伤气。

3. 虫类药的应用

眩晕多见于高血压病的患者，如肝郁化火，肝阳上亢，燥热生风，常见头晕、头痛、肢体麻木等症状。郭老师认为，加用虫类药可以息风止痉，通经活络，对防治中风有重要作用。郭老师常用虫类药物有地龙、蜈蚣、蕲蛇、蝉蜕、全蝎、僵蚕等。郭老师对于眩晕、舌暗或有瘀斑者，多使用蜈蚣，因其既能活血，又能祛风，有很好的止晕作用，但对蜈蚣用量需要控制，常用2条打碎煎汤服用。全蝎为治风之要药，对于肝阳上亢、肝风上扰所致的眩晕，郭老师常以全蝎与蜈蚣合用平肝息风、解痉止晕。郭老师认为虫类药搜风通络、止晕效果虽然好，但长期服用会耗伤胃气，而且药物多有一定毒性，所以主张效到即止，或在虫类药运用同时加用养胃药，如砂仁、白术等以顾护脾胃。

4. 老年人眩晕用药

郭维琴教授认为高血压病头晕头胀，多为肝阳偏亢，上扰清窍所致。高血压发病特点老年人与年轻人不同。慢性高血压病患者，常年肝阳亢盛，耗竭肝阴，肝阴亏损，且"年四十而阴气自半"，肝肾阴精亦亏损，故治疗老年性高血压以滋补肝肾阴液为主，潜藏相对亢盛之肝阳。此种肝阳非绝对的过亢，而是相对于亏损之阴液的相对过亢。年轻人或新发高血压患者多为肝经火旺、肝阳上亢等实证为主，故治疗以滋补肝肾、养血柔肝为主，佐以潜阳活血。再者，老年眩晕患者，久病体衰，肝肾阴亏，虚阳上扰，此时不宜用太苦寒的药物，而应以扶正为主，合用平肝降逆、活血通络的药物。

5. 更年期眩晕用药

女性患者在中年以后，尤其进入更年期，肾气渐衰，冲任失调，阴阳失衡，月经将绝或已绝，表现出肝肾阴虚、虚阳上冲的症状，如头晕、耳鸣、烘热汗出、烦躁易怒、手足心热、失眠多梦、心慌气短。治疗多以补肾养阴、平肝降逆、镇静安神为主，可用二仙丹滋阴补肾潜阳。常用补肾养阴药如枸杞子、女贞子、生地黄、沙参、玉竹、麦冬、黄精、牛膝等，平肝降逆药如代赭石、旋覆花、生石决明等，镇静安神药如炒酸枣仁、珍珠母、首乌藤、浮小麦等。

6. 颈椎病眩晕用药

颈椎病椎基底动脉受压引起脑供血不足导致的眩晕临床上很常见，表现为头晕伴视物旋转，恶心呕吐，动则加重。郭维琴教授认为，中焦脾气虚弱，痰湿中阻，清阳不升，浊阴不降，而至眩晕发作，治以健脾补中、升清降浊为法，常用党参、黄芪、茯苓、炒白术健脾益气化湿，葛根、升麻、柴胡升举清阳，半夏、泽泻、生薏苡仁化湿降浊，川芎交通上下。

四、眩晕病医案实录

【案一】

患者夏某某，女，56 岁。2018 年 12 月 11 日初诊。

主诉：血压升高 3 年。3 年前体检时发现血压 150～160/90mmHg，无症状，未予治疗。近半年出现头晕、头胀痛，夜间头顶蚂蚁爬行感，心烦急躁，耳鸣，入睡困难，现服降压药厄贝沙坦氢氯噻嗪每天 1 片，血压控制在 140～150/90～100mmHg，食欲好，二便正常。既往体健，3 年前绝经。查体：血压 150/90mmHg，心率 63 次 / 分。舌体胖有齿痕，舌苔薄腻，脉沉细弦。

中医诊断：眩晕；西医诊断：高血压病 1 级低危组。

辨证：肝阳上亢，血虚挟瘀。

治法：平肝潜阳，养血化瘀。

处方：降压通脉汤加减

钩藤 15g^{后下}　菊花 10g　　生龙骨 30g^{先煎}　生牡蛎 30g^{先煎}

炒决明子 10g　夏枯草 12g　珍珠母 30g^{先煎}　枸杞子 10g

赤芍 15g　　　白芍 15g　　　丹参 20g　　　红花 10g

鸡血藤 30g　　夜交藤 20g　制远志 6g　　　炒酸枣仁 15g

地龙 10g

28 剂，水煎服，每日 1 剂。

二诊（2019 年 1 月 10 日）：患者服药后头晕、头胀痛、耳鸣、心烦症状明显减轻，夜间头顶蚂蚁爬行感消失，睡眠好转，血压降至 130 ～ 140/80 ～ 90mmHg，诉纳差、腹胀。舌体胖有齿痕，舌苔薄腻，脉沉细。

处方：

钩藤 15g^{后下}　菊花 10g　　炒决明子 10g　枸杞子 10g

赤芍 15g　　　白芍 15g　　　丹参 20g　　　红花 10g

鸡血藤 30g　　炒酸枣仁 15g　地龙 10g　　　茯苓 15g

山药 15g　　　炒薏苡仁 12g

28 剂，水煎服，每日 1 剂。

【验案评析】

郭维琴教授认为，中年发病的高血压患者，尤其是绝经后的中年女性，多是由于肝肾阴虚，阴不敛阳，水不涵木，导致肝阳上亢，治疗以平肝潜阳、清泻肝火、滋补肝肾为主，常用钩藤、菊花、天麻、生龙骨、生牡蛎平肝潜阳，夏枯草、黄芩、炒栀子、决明子、蔓荆子清泻肝火，枸杞子、山萸肉、女贞子滋补肝肾阴，赤芍、白芍、当归养血柔肝。另外，郭老师在治疗高血压时非常重视活血化瘀药的使用。郭老师认为，血瘀证贯穿于高血压的整个过程，不管是早期的气滞血瘀或痰浊血瘀，还是后期的阴虚血瘀或阳虚血瘀，高血压整个发病过程中都有血瘀证的出现。所以郭老师强调，治疗高血压时在辨证论治的基础上适当地加用活血化瘀药，通常会起到意想不到的降压效果。从现代医学角度来说，高血压本身就是累及中小动脉的病变，不管是早期的血管重构，还是后期出现靶器官损害的心脑血管缺血性疾病，都有血瘀证的客观存在。从现代药理角度来说，活血化瘀中药都有扩张血管、降低血液黏稠度的作用，从而起到降压作用。正是基于以上认识，郭老师在长期大量临床实践的基础上总结出治疗高血压的临床经验方——降压通脉汤，在临床使用降压效果显著。方中草决明、黄芩、菊花清热平肝，珍珠母重镇潜阳，香附、郁金舒达肝气，丹参、红花、鸡血藤活血化瘀，全瓜蒌、薤白通阳散结。本例患者为中年女性，绝经后发病，有头晕、头胀痛、耳鸣、心烦、入睡困难等典型肝阳上亢症状，所以初诊方中用钩藤、菊花、生龙骨、生牡蛎、炒决明子、夏枯草、珍珠母平肝潜阳、清泻肝火。患者夜间头顶有蚁行感，提示有血瘀证存在，所以初诊方中用赤芍、丹参、红花、鸡血藤、地龙活血化瘀通络，正是降压通脉汤加减。二诊时患者症状明显减轻，血压基本正常，疗效明显，所以郭老师继续用降压通脉汤加减治疗。因患者二诊时肝阳上亢好转，服药后有纳差、腹胀，考虑可能与服用苦寒、重镇药物碍胃有关，故二诊处方去掉了生龙骨、生牡蛎、夏枯草、珍珠母；患者舌体胖有齿痕，舌苔薄腻，脉沉细，考虑有脾虚湿困，所以加用了茯苓、山药、炒薏苡仁来健脾祛湿。本病例的遣方用药，充分体现了郭老师治疗高血压的思路。

【案二】

患者耿某某，男，56 岁。2019 年 12 月 3 日初诊。

主诉：头晕 3 年，加重半年。3 年前开始出现头晕，测血压 160 ～ 170/100 ～ 110mmHg，诊断为高血压病 2 级。坚持服用施慧达降压，血压能控制在 130/80mmHg 左右。近半年来头晕加重，活动后明显，如有热从下向上冲，血压控制欠佳，曾于北京阜外医院查冠脉 CTA 示：有一支冠脉狭窄 50%（具体不详），颈动脉超声示有斑块，头颅核磁示有腔隙性脑梗死。刻下：头晕，无视物旋转，入睡困难，早醒，不易复睡，食欲好，大便干燥，两日一行，排便困难。既往糖尿病病史，否认高脂血症病史。查体：血压 150/89mmHg，心率 93 次 / 分。舌淡胖有齿痕，舌苔薄白腻，脉沉弦。

中医诊断：眩晕；西医诊断：高血压病 2 级（很高危）、冠心病、颈动脉粥样硬化、腔隙性脑梗死。

辨证：肝阳上亢，阴虚挟瘀。

治法：平肝潜阳，滋阴活血。

处方：降压通脉汤加减

钩藤 15g^后下　菊花 10g　　　夏枯草 12g　　炒栀子 10g
生龙骨 30g^先煎　生牡蛎 30g^先煎　珍珠母 30g^先煎　黄芩 10g
山萸肉 12g　　石斛 10g　　　夜交藤 20g　　制远志 6g
炒酸枣仁 15g　丹参 20g　　　红花 10g　　　鸡血藤 30g
全瓜蒌 30g　　火麻仁 15g

14 剂，水煎服，每日 1 剂。

二诊（2019 年 12 月 17 日）：药后头晕明显减轻，热从下向上冲感消失，双眼干涩，视物模糊，睡眠 5 小时即醒，醒后难复睡，食欲好，大便已不干。舌淡暗胖有齿痕，舌苔薄白腻，脉沉弦细。血压 140/80mmHg，心率 80 次 / 分。

处方：

钩藤 15g^{后下}	菊花 10g	生龙骨 30g^{先煎}	红花 10g
生牡蛎 30g^{先煎}	珍珠母 30g^{先煎}	山萸肉 12g	石斛 10g
夜交藤 20g	制远志 6g	炒酸枣仁 15g	丹参 20g
鸡血藤 30g	全瓜蒌 30g	火麻仁 15g	枸杞子 12g
女贞子 10g	制首乌 10g	合欢皮 20g	

28 剂，水煎服，每日 1 剂。

【验案评析】

高血压长期控制不佳，会导致心、脑、肾、外周血管等靶器官损害，而靶器官损害会代偿性地引起血压升高，比如高血压肾病，从而造成恶性循环，血压更高，更难控制。郭老师认为，高血压合并冠心病、缺血性脑血管病等靶器官损害，说明有血瘀证的客观存在。久病入络，高血压日久，会导致肝肾阴亏，脉道干涩，血脉不畅，从而导致血行不畅，瘀血内生。治疗时应在平肝潜阳、滋补肝肾的基础上加用活血化瘀药物，常用经验方降压通脉汤加减治疗，降压的同时能改善心、脑等靶器官的供血，从而保护靶器官，打破血压升高的代偿机制，更有利于控制血压。

本例患者高血压 3 年，开始时服用西药降压药，血压控制较好，但近半年血压控制欠佳，头晕明显，经检查证实合并有冠心病、颈动脉粥样硬化、腔隙性脑梗死等靶器官损害。患者头晕，有热从下向上冲感，说明有肝阳上亢，所以初诊方中用钩藤、菊花、夏枯草、炒栀子、生龙骨、生牡蛎、珍珠母、黄芩平肝潜阳、清泻肝火。患者高血压合并冠心病、颈动脉粥样硬化、腔隙性脑梗死等靶器官损害，说明有血瘀证的客观存在，所以初诊方中用丹参、红花、鸡血藤活血化瘀，改善心脑供血。二诊时患者头晕症状明显减轻，热从下向上冲感消失，说明肝阳上亢明显改善，所以方中去掉苦寒清肝热的夏枯草、炒栀子、黄芩。患者诉双目干涩、视物模糊、眠浅易醒、醒后难复睡，说明肝肾阴虚明显，阴不敛阳，所以方中加用枸杞子、女贞子、制首乌滋补肝肾，合欢皮养血安神。本例属于高血压合并心、脑等靶器官损害的病案，郭老师用降压通脉汤加减治疗，血压控制不良出现的症状明显改善。

【案三】

患者刘某，女，60 岁。2019 年 9 月 24 日初诊。

主诉：血压升高 20 余年。20 余年前发现血压升高，最高达 180/110mmHg，平素口服替米沙坦 40mg，1 次／日，苯磺酸左旋氨氯地平 40mg，1 次／日，控制血压。血压波动在 130～150/70～90mmHg。刻下：无头痛，体位变动时偶有头晕，夜间咽干，口干，无口苦。面目及身体易生痤疮。纳可，反酸、烧心，无腹胀，大便 1 次／日，成形，小便黄。眠一般，多梦，口角流涎。无口眼歪斜，无肢体麻木。舌体胖，舌质暗红，舌边尖红，舌苔腻，脉沉无力。

辨证：脾虚痰湿，痰瘀阻络。

治法：健脾祛湿，化痰通络。

处方：

天麻 15g	钩藤 15g后下	清半夏 10g	炒白术 12g
茯苓 15g	虎杖 20g	炒栀子 10g	藿香 10g
佩兰 10g	丹参 20g	红花 10g	桃仁 10g
柴胡 10g	升麻 10g	菟丝子 20g	

14 剂，水煎服，每日 1 剂。

二诊（2019 年 10 月 8 日）：药后口干、流涎、烧心、反酸减轻，血压维持在 120/80mmHg 左右，食欲好，二便正常。舌体胖，质嫩红，苔黄腻，脉沉弦。

处方：

天麻 15g	钩藤 15g后下	炒白术 12g	清半夏 10g
葛根 15g	红景天 15g	茯苓 15g	藿香 10g
佩兰 10g	炒栀子 10g	虎杖 20g	连翘 15g
砂仁 6g后下	升麻 10g	川芎 15g	海螵蛸 12g

14 剂，水煎服，每日 1 剂。

【验案评析】

患者因饮食劳倦损伤脾胃，致脾胃气虚，脾虚运化失职，痰湿中阻，清阳不升，浊阴不降，导致头晕；湿久化热，湿热易生痤疮；脾气虚衰，不能收摄津液，故口角流涎。治以化痰通络、健脾祛湿为大法，辅以清热解毒、活血。

根据患者的临床表现及舌脉，辨证为脾虚痰湿中阻，以半夏白术天麻汤加减治疗。脾为生痰之源，脾虚痰湿壅遏，引动肝风，风痰上扰，蒙蔽清窍，引发头晕、头胀。故以半夏燥湿化痰，钩藤、天麻平肝息风，白术、茯苓健脾祛湿，藿香、佩兰增加祛湿功效。脾虚生痰，郁久化热，可以表现为多种症状，常见的有便秘、胸闷、心烦、恶心、痤疮等。

选取虎杖清热解毒祛湿，栀子清热燥湿。气虚者易血瘀，所以郭老师加用了丹参、红花、桃仁活血化瘀。脾运化水谷水液为涎，脾的经络连舌本散舌下，涎为津液上溢于口而化生，脾在液为涎，当脾气虚衰，不能收摄津液，就会出现口角流涎，郭老师借用补中益气方的思路，采用柴胡、升麻升阳举陷，收摄津液，配合菟丝子以温化津液。同时，柴胡和升麻还能升引少阳和阳明之清气。

经治疗后二诊，脾气虚明显减轻，从舌象看，痰湿内热突出，应增加清热化痰祛湿之品。故在前方基础上，加用葛根升清脾阳，生津止渴。葛根入脾经，能疏解阳明热邪。由于气虚血瘀已明显改善，去丹参、红花、桃仁，以防过多活血药物伤气。加红景天，既可益气，又可活血。郭老师认为，红景天还有改善脑部血供的作用。川芎为血中气药，与红景天共同活血通络，且不伤气。保留上方清热解毒祛湿药的基础上，加用连翘、砂仁进一步清热祛湿。因柴胡有劫阴的作用，不能久服，故去柴胡，独留升麻，升麻不但可以升脾阳还可清热解毒。

【案四】

患者蒋某某，男，39岁。2019年8月14日初诊。

主诉：血压升高6年。6年前体检时发现血压升高，160/90mmHg，无明显不适。于浙江大学第二附属医院就诊，诊断为"原发性高血压"后，规律服用安博维，1片/次，1次/日，倍他乐克每次25mg，1次/日。平素血压控制在140/90mmHg左右。2017年、2018年分别做胆囊切除术、甲状腺肿物切除术时血压升高，达到160/110mmHg，后于北京阜外医院调整治疗药物为倍他乐克每次 25mg，1 次 / 日，苯磺酸氨氯地平片每次 5mg，1 次 / 日，血压波动在 140/90mmHg 左右。刻下：头部胀痛，头脑昏沉，困倦，乏力，腹胀，食欲好，大便为软便，5 ～ 6 次 / 日。舌暗，苔薄白腻，脉沉细弦。

辨证：脾虚湿蕴，痰瘀阻络。

治法：益气健脾，化痰通络。

处方：

天麻 15g	钩藤 15g^{后下}	炒白术 12g	茯苓 15g
清半夏 15g	陈皮 6g	川芎 10g	郁金 15g
菖蒲 10g	莱菔子 12g	旋覆花 10g^{包煎}	代赭石 15g^{先煎}
砂仁 6g^{后下}	鸡内金 15g		

天麻 15g　钩藤 15g^{后下}　炒白术 12g　茯苓 15g
清半夏 15g　陈皮 6g　川芎 10g　郁金 15g
菖蒲 10g　莱菔子 12g　旋覆花 10g^{包煎}　代赭石 15g^{先煎}
砂仁 6g^{后下}　鸡内金 15g

14 剂，水煎服，每日 1 剂。

二诊（2019 年 8 月 28 日）：服药后头晕未发作，夜间睡眠好，食欲好，小便正常，大便溏，4 ～ 5 次 / 日。舌尖红，苔薄腻，脉细弦。

处方：

天麻 15g　白术 12g　钩藤 15g^{后下}　清半夏 15g
茯苓 15g　蜈蚣 3g　川芎 15g　炒薏苡仁 15g
厚朴 10g　砂仁 6g^{后下}　菖蒲 10g　郁金 10g
苍术 15g　莲子肉 10g　芡实米 10g　生龙骨 30g^{先煎}
生牡蛎 30g^{先煎}　合欢皮 20g　制远志 6g　炒酸枣仁 30g

14 剂，水煎服，每日 1 剂。

三诊（2019 年 9 月 11 日）：服药后头晕未发作，困倦、乏力较前减轻，睡眠好转，食欲好，小便正常，大便溏，4 ～ 5 次 / 日。舌尖红，苔薄腻，脉细弦。

处方：

天麻 15g	茯苓 15g	钩藤 15g^{后下}	炒白术 12g
清半夏 15g	党参 15g	红花 10g	炒薏苡仁 15g
郁金 10g	菖蒲 10g	砂仁 6g^{后下}	苍术 15g
莲子肉 15g	芡实米 10g	石榴皮 15g	升麻 15g

天麻 15g　茯苓 15g　钩藤 15g^{后下}　炒白术 12g

14 剂，水煎服，每日 1 剂。

四诊（2019 年 9 月 25 日）：服药后乏力、困倦、头晕明显减轻，睡眠好转，睡 7 ～ 8 小时，食欲好，反酸，大便溏，3 ～ 4 次 / 日。舌胖，苔薄腻，脉细弦。

处方：

党参 15g　　　红芪 20g　　炒白术 12g　茯苓 15g
炒薏苡仁 15g　苍术 15g　　五倍子 10g　芡实米 10g
莲子肉 10g　　补骨脂 12g　升麻 10g　　柴胡 10g
乌贼骨 12g　　郁金 10g　　菖蒲 10g　　天麻 15g
钩藤 15g^{后下}　川芎 10g

14 剂，水煎服，每日 1 剂。

五诊（2019 年 10 月 9 日）：现无明显乏力，睡眠好，入睡快，有时头晕，左肋部隐痛阵作，每次持续数秒，食欲好，白天已无困倦感，有时反酸，大便明显好转。舌偏红，苔薄腻，脉细弦。

处方：

党参 15g　　　　红芪 20g　　炒白术 12g　茯苓 15g
郁金 10g　　　　菖蒲 10g　　天麻 15g　　钩藤 15g^{后下}
川芎 10g　　　　苍术 15g　　石榴皮 10g　乌贼骨 12g
煅瓦楞子 15g^{先煎}　黄柏 10g

14 剂，水煎服，每日 1 剂。

【验案评析】

该患者为青年男性，因饮食不节损伤脾胃，导致痰湿中阻，清阳不升，浊阴不降，出现头胀痛，昏沉困倦。此外，因湿浊中阻导致的气机不畅，兼有消化不良症状。治以健脾祛湿，理气化痰。痰湿中阻，其症状主要为头昏沉、胀痛，困倦，大便次数增多。郭老师使用半夏白术天麻汤为基础方，针对消化道症状，又加用燥湿化痰、理气和中之品。川芎、郁金可活血行气，陈皮、菖蒲、砂仁三药共同理气燥湿化痰，旋覆花与代赭石降气化痰，莱菔子与鸡内金消食降气健胃。诸药共同作用，终使清阳升，浊阴降，气机畅。四诊时症状已明显改善，大便次数减少，按上诊的思路加强补气健脾，固肾止泻。党参、红芪是郭老师常用的补气对药，其补气的功效较强。此次加用五倍子、补骨脂，进一步优化了益肾固精止泻药物的作用；以升麻和柴胡升举脾气，从健脾补肾升清降浊化痰祛瘀多方面调理高血压患者的脏腑功能。

【案五】

患者李某某，男，44岁。2019年11月6日初诊。

主诉：高血压2年余，头晕加重1个月。2年前体检时发现高血压（血压具体不详），后坚持服用降压药物海捷亚每次1片，1次/日，血压维持在110/90mmHg左右。1个月前出现头晕、嗜睡，检查颈动脉彩超发现颈动脉多发斑块形成，为进一步系统诊治故来诊。刻下：头胀，心慌，自觉心跳加快，无明显头痛及耳鸣，大便形状改变，变细，成形便，1次/日，无排便困难，食欲好，眠可梦多。舌红，舌体胖边有齿痕，苔薄白腻，脉沉细弦。

辨证：肝阳上亢，痰湿中阻。

治法：平肝潜阳，化痰通络。

处方：

天麻 15g	钩藤 15g^{后下}	清半夏 10g	炒白术 12g
茯苓 15g	厚朴 10g	川芎 10g	夏枯草 12g
生龙骨 30g^{先煎}	合欢皮 20g	制远志 6g	炒酸枣仁 15g
丹参 20g	红花 10g	鬼箭羽 12g	莪术 12g
昆布 10g	浙贝母 10g	生牡蛎 30g^{先煎}	

14 剂，水煎服，每日 1 剂。

二诊（2019 年 11 月 20 日）：服药后头晕有所减轻，心慌好转，最近因居住环境改变右大腿出现成片状凸出皮肤之痒疹，食欲好，大便成形，3 ～ 4 次 / 天。舌胖边有齿痕，苔薄腻，脉沉。

处方：

钩藤 15g^{后下}	天麻 15g	清半夏 15g	炒白术 12g
茯苓 15g	厚朴 10g	牡丹皮 10g	赤芍 15g
柴胡 10g	防风 10g	乌梅 10g	穿山龙 30g
土茯苓 15g	地肤子 10g	生黄芪 20g	

14 剂，水煎服，每日 1 剂。

三诊（2019 年 12 月 4 日）：服药后头晕减轻，昨晚因情绪激动今早心悸发作，余时间未发作，荨麻疹已控制，皮肤瘙痒未发作，睡梦已安，食欲正常，大便成形，1 次 / 日，小便正常。舌红胖边有齿痕，苔薄白腻，脉弦沉。

处方：

钩藤 15g^{后下}	天麻 15g	炒白术 10g	茯苓 15g
厚朴 10g	白芍 10g	生龙骨 30g^{先煎}	牡丹皮 15g

制远志 6g	炒酸枣仁 15g	生黄芪 20g	柴胡 10g
穿山龙 30g	乌梅 10g	地肤子 10g	清半夏 15g
合欢皮 20g	赤芍 10g	生牡蛎 30g^{先煎}	

14 剂，水煎服，每日 1 剂。

【验案评析】

该患为中年男性，由于长期饮食不节，损伤脾胃，导致湿浊中阻，清阳不升，浊阴不降，从而出现头胀、心慌。脾虚肝旺，进而加重症状。治疗以半夏白术天麻汤健脾祛湿，同时配合少量平肝潜阳药。针对该患者已有动脉斑块形成，加用莪术、昆布、浙贝母软坚散结祛斑块。头为"诸阳之会""清阳之府"，五脏六腑之精气皆上注于头，若气虚血亏、阴阳失调、痰浊内阻、瘀血阻滞、清窍失养，均可发为眩晕。若喜食肥甘厚腻、辛辣之物，饮食无节制，损伤脾胃，脾失健运，以实证多见。脾为生痰之源，脾虚致痰浊中阻，清阳不升，浊阴不降，引发头晕、头胀。脾虚内生痰浊，郁久化热，痰热互结，上扰心神致心悸。动脉粥样硬化之斑块，郭老师在临床常用莪术、昆布、浙贝母软坚散结，三者合用能降低血脂。在高血压治疗过程中，郭老师非常重视活血化瘀药的应用，她认为，早期情志因素可致气滞血瘀；后期热邪伤阴，又可致阴虚血阻；晚期气阴两虚，气不帅血可致气虚血瘀，阳虚血凝等。病情发展过程始终有产生血瘀的因素，故在治疗中适当加入活血化瘀药。

脾虚之人表虚不固，易致风邪，加强健脾的同时应解表和里，祛风除湿。二诊患者痰湿较前明显减轻，但因环境改变感受风邪，出现荨麻疹。在前方治疗的基础上，增加健脾固表的黄芪，用过敏煎解表和里，牡丹皮、赤芍治疗血热，穿山龙祛风除湿，土茯苓、地肤子解毒清热、祛风止痒。

三诊患者病情基本平稳，偶有情绪波动致心悸，治疗上增加疏肝解郁、重镇安神药物。由于之前的荨麻疹导致肝郁气滞，肝郁化火，稍有精神刺激即内扰心神，因此，增加了白芍、生龙骨、生牡蛎、合欢皮，配合之前的柴胡以疏肝解郁，重镇安神。同时，辅以安神的远志、炒酸枣仁。

【案六】

患者张某，男，41 岁。2019 年 6 月 18 日初诊。

主诉：血压升高 8 年余。8 年前发现血压升高，未予重视，近三四年开始规律服用施慧达、缬沙坦，血压维持在正常范围。近半年来血压不稳定，最高 180/120mmHg。刻下：头晕、无视物旋转、无头痛，腰酸疼，睡眠少，食欲好，大便溏，1 次 / 日。舌胖有齿痕，苔薄白腻，脉沉无力，尺不足。诊室血压 171/98 mmHg，诊室心率 81 次 / 分。

辨证：肝肾阴虚，脾虚肝旺，心脉瘀阻。

治法：补益肝肾，平肝健脾，化湿通络。

处方：

钩藤 15g^{后下}　菊花 10g　　夏枯草 12g　　赤芍 15g
白芍 15g　　　丹参 20g　　鸡血藤 30g　　天麻 15g
炒白术 12g　　茯苓 15g　　川芎 10g　　　苍术 15g
山萸肉 12g　　枸杞子 12g　桑寄生 15g　　车前子 20g^{包煎}
14 剂，水煎服，每日 1 剂。

二诊（2019 年 7 月 2 日）：近期血压仍不稳，有时收缩压 160 ～ 170mmHg 左右，平素无明显头晕、头痛，睡眠可，食欲好，大便溏，1 次 / 日。双眼有红血丝，右侧手臂及大拇指麻木，2018 年 12 月 24 日于河北省廊坊市第四人民医院做头颅核磁，未见明显异常。舌胖有瘀斑，苔薄白腻，脉沉。

处方：

钩藤 15g^{后下}	菊花 10g	夏枯草 12g	炒栀子 10g
蚕砂 10g	牡丹皮 10g	赤芍 15g	丹参 20g
红花 10g	鸡血藤 30g	木瓜 10g	地龙 10g
炒白术 12g	苍术 15g	茯苓 15g	

14 剂，水煎服，每日 1 剂。

【验案评析】

患者为中年男性，长期生活不规律，熬夜损耗阴血，导致肝肾阴虚，水不涵木，阴不潜阳，肝阳上亢，肝风内动而发为眩晕。治用天麻钩藤饮合杞菊地黄丸，从而滋补肝肾，平肝潜阳。郭老师认为，高血压病在中医属于"眩晕""头痛""痰湿""肝火"等范畴。早在《素问·至真要大论》就有"诸风掉眩，皆属于肝"的描述。《灵枢·海论》也有云："髓海不足，则脑转耳鸣，胫酸眩冒，目无所见。"在本例患者治疗中，郭老师以天麻钩藤饮与杞菊地黄丸合方进行加减，平肝息风，补益肝肾。方中钩藤、天麻平肝息风；菊花、夏枯草、赤芍清泻肝热；因热邪易灼津伤阴，故在泻火同时注意补养阴血，用白芍、山萸肉、枸杞子、桑寄生滋补肝肾，养阴血；丹参、鸡血藤、川芎养血活血；茯苓、车前子淡渗利湿；配以苍术燥湿止泻。

治疗后二诊患者症状明显缓解，但又出现肝郁气滞血瘀，经脉失于濡养的症状，表现为手臂及大拇指麻木，舌有瘀斑；且气郁化火、肝火上扰症状，如双眼出现红血丝。治疗上着重清泻肝火，活血通络。用钩藤、菊花、夏枯草、炒栀子、牡丹皮、赤芍清肝明目，丹参、红花、鸡血藤、木瓜、地龙活血通络，炒白术、苍术、茯苓、蚕砂健脾祛湿。

【案七】

患者赵某，女，44岁。2019年8月14日初诊。

主诉：间断头晕头沉7年余。7年前出现间断头晕、头沉，未予治疗。2018年因头晕、头沉曾在安徽省中医院就诊，诊断为"原发性高血压病"。血压最高170/100mmHg，服降压药可缓解。后于安徽省阜阳市人民医院查心脏彩超提示：左室舒张功能减低，三尖瓣少量反流。2018年10月11日于首都医科大学附属北京天坛医院行相关检查，诊断为高血压、动脉粥样硬化、睡眠障碍。现口服硝苯地平缓释片、拉贝洛尔，血压控制不稳定，故来诊。刻下：头昏沉，活动后胸闷气短，平素易急躁，悲伤欲哭，困倦，睡眠可，纳可，二便调。舌胖苔薄白，脉细弦。

辨证：肝郁脾虚，血虚挟瘀。

治法：疏肝健脾，养血活血。

处方：

川楝子10g	当归15g	赤芍15g	女贞子12g
山萸肉12g	知母10g	白薇10g	郁金10g
枳壳10g	浮小麦30g	大枣10g	炒白术12g
茯苓15g	菖蒲10g	砂仁6g^{后下}	白芍15g

14剂，水煎服，每日1剂。

二诊（2019年8月28日）：头昏沉、困倦较前好转，服药期间闻中药味即恶心，仍烦躁、欲哭，梦多，腿沉，爬三楼即气短，胸闷常叹息，食欲好，二便正常。舌胖有齿痕，苔薄白，脉细弦。

处方：

川楝子 10g	当归 15g	白芍 15g	薄荷 3g[后下]
炒白术 12g	茯苓 15g	党参 15g	山萸肉 12g
枸杞子 10g	桑寄生 15g	杜仲 10g	生龙骨 30g[先煎]
合欢皮 20g	制远志 6g	炒酸枣仁 15g	郁金 10g
枳壳 10g	生牡蛎 30g[先煎]	白芍 15g	

14 剂，水煎服，每日 1 剂。

三诊（2019 年 9 月 11 日）：药后烦躁、欲哭好转，睡眠改善，能睡 8 小时，食欲好，二便正常。在家自测血压波动在 120～140/80～96mmHg。舌淡，苔薄白，脉细弦。

处方：

川楝子 10g	当归 15g	白芍 15g	薄荷 3g[后下]
炒栀子 10g	淡豆豉 10g	炒白术 12g	茯苓 15g
合欢皮 20g	制远志 6g	炒酸枣仁 15g	珍珠粉 0.6g[冲]
党参 20g	山萸肉 12g	桑寄生 15g	白芍 15g

14 剂，水煎服，每日 1 剂。

【验案评析】

肝为藏血之脏，肝性喜调达，体阴用阳。该患者平素急躁易怒，情绪失常，使得肝木不能调达，肝体失于柔和，导致肝郁血虚。肝病易传脾，可致脾虚。治疗上以疏肝解郁、养血健脾为大法。临床上经常可遇到此类肝脾不和的女性患者，由于肝郁气滞，气机不畅致肝血虚，进而致脾气虚，出现活动后胸闷、气短。脾失健运，脾为生痰之源，清阳不升，浊阴不降，故出现头昏沉、困倦。郭老师采用逍遥散为主方来疏肝健脾，方中川楝子、郁金、枳壳疏肝理气，有柴胡疏肝散之意。当归、赤芍、白芍养肝血，女贞子、山萸肉滋补肝肾，炒白术、茯苓、菖蒲、砂仁健脾利湿，知母、白薇滋阴清热，浮小麦固表益气，大枣补脾益气。由于柴胡劫阴，易损伤肝气，故以川楝子代替柴胡。

二诊究其病因在肝，而肝肾同源，肝藏血，肾藏精，精血相互滋生，肝血依靠肾精的滋养，肾精依赖肝血不断补充。肝属木，肾属水，水涵木，二者为母子关系，因此在养肝的同时还要滋补肾精。患者头昏沉、困倦较前好转，在上方基础上，去浮小麦、大枣，加党参以补气；加枸杞子、桑寄生、杜仲增强补益肝肾的力量；去味道较重的菖蒲、砂仁，加薄荷疏肝行气，兼化湿和中，治疗恶心呕吐；增加龙骨、牡蛎、合欢皮、远志、炒酸枣仁解郁安神；脾虚者不能久服清热寒凉药，故去知母、白薇、女贞子。

长期肝郁气滞，郁而化热，邪热内郁胸中，可致虚烦不眠，故三诊用栀子豉汤主之，用以清热除烦、宣发郁热。经过治疗，患者症状基本缓解，后续通过宣发残留的郁热，可进一步改善情绪及睡眠。

第五章　郭维琴教授诊治双心病经验

一、双心病提要

现代医学把"心血管病"合并"心理疾病"称为"双心病"，心理疾病常见有焦虑和抑郁两种表现。一项针对北京市心血管疾病患者的调查结果显示，冠心病患者中抑郁的发生率为9.2%，焦虑的发生率为45.8%；在高血压病患者中，抑郁的发生率为4.9%，焦虑的发生率为47.2%。现代医学认为双心病是一种与心理状态、社会行为密切相关的心脏疾病，其发生发展是一个缓慢的过程。而临床医师对焦虑、抑郁往往认识不清、诊断不足，常常会把一些表现为焦虑或抑郁的身体症状判断为躯体疾病，对双心病认识不足，较难制定正确的诊断和治疗方案。

《素问·灵兰秘典论》云："心者，君主之官也，神明出焉。"《素问·宣明五气》云："心藏神。"《灵枢·邪客》云："心者，五脏六腑之大主也，精神之所舍也。"由此可见，中医之心不仅主血脉运行，还主司人之情感思维，心之病可表现为心主血脉和心主神明的失常。因此，"双心病"实际上仍属中医"心病"之范畴，临床多表现为胸闷、心慌、气短、口干欲饮水、烦躁、汗出、善太息、失眠多梦等。在治疗上，一方面要从药物上控制心血管疾病的发生和所引起的临床症状，另一方面则通过不同方法调节情志，改善患者不良情绪。

近年来，胡大一等心血管病专家提倡"双心医学模式"，即在加强心脏病二级预防基础上，也要注意干预精神心理障碍，在生理－社会－心理医学模式下，"双心医学模式"既人性化也理性化，不仅关注患者心脏，更关注患者心理，从而达到心身协调，体现了疾病诊治过程中以人为本的特点。

二、病因病机

郭维琴教授谨记父亲教诲，同时又结合多年诊治心系疾病的临床经验，其在辨治心系疾病上注重"两心同治，三位一体"，即重视脏腑之心、神明之心以及气、血、神的辩证关系。此种治疗理念与现代医学所提倡的"双心医学模式"的治疗理念有着异曲同工之妙。

气为血之帅，神为气之主，血可生气，气血又可养神，神又可统摄气血。郭老师在临床上发现，时常情绪不佳、爱生气的患者，心脏病发病率极高，此责之气机逆乱，气的失调亦会导致血行不畅而化瘀，进而心神失于濡养，引发心之病变。心主神明，反过来神的失调亦影响心的气机运行。郭老师还发现，精神情志变化，五志过度刺激，会使心脏功能严重失调，甚至会造成心脏器质性改变。同时发现，大多心脏病患者存在着不同程度的焦虑情绪或处于抑郁状态，心脏病和心理疾病两者常相互影响、相互伴发、相互加重。喜、怒、忧、思、悲、恐、惊七情虽分属五脏所主，但心为君主之官，乃一身神明之主，故郭老师认为，五志过极皆从火化，火者心之性也，所以各种情志表现对心脏的生理病理功能都有着巨大影响。郭维琴教授寻求心病原因上除关注气血理论以外，特别强调神的失调。此外，郭老师重视两心同治，认为"脏腑之心"是心功能的物质基础，"神明之心"为心功能的上层建筑，两者为相辅相成、互为依托、不可分割的辩证关系。在辨治心系疾病时，郭老师既重视"脏腑之心"的气血充盈及脉道通利，通过益气养血、活血化瘀、泻肺利水，以保证心脏的正常运行；又在临床实践中把调解神明之心提到重要位置，在治疗与精神情志有着密切关系的心律失常、甲状腺心脏病、更年期伴发心脏病以及器质性心脏病变伴发焦虑或抑郁等病证时，用药上以解郁安神、镇心安神、养心安神三法为主，同时采取言语安慰劝解，指导患者通过多听舒缓美妙的音乐、采用放松疗法等，以达到"主明则下安"的临床疗效。

综上，郭维琴教授治疗"双心病"的根本出发点是重视调节生物之心、心理之心、社会之心三者的和谐，以达到更好的治疗效果。

三、治疗双心病的核心方药

（一）解郁安神方药

对于肝郁气滞型患者，郭维琴教授多以柴胡疏肝散加减。方中以柴胡为君，用以疏肝解郁。香附理气疏肝而止痛，川芎活血行气以止痛，二药相合，助柴胡以解肝经之郁滞，并增行气活血止痛之效，共为臣药。陈皮、枳壳理气行滞，芍药、甘草酸甘化阴，养血柔肝，缓急止痛，均为佐药。甘草调和诸药，为使药。诸药相合，共奏疏肝行气、活血止痛之功。

郭老师在此方中善用当归并重用白芍以养肝血，恢复肝之疏泄条达。胁肋胀痛甚者，加郁金、青皮、片姜黄以疏肝理气；肝气犯胃、胃失和降而见嗳气频作、胸脘不舒者，加旋覆花、代赭石、紫苏梗、法半夏以和胃降逆；食滞腹胀者，加神曲、麦芽、山楂、鸡内金以消食导滞；肝气乘脾而见腹胀、腹痛、腹泻者，加苍术、茯苓、白术、莱菔子以健脾除湿；兼见血瘀而见胸胁刺痛，舌质有瘀点、瘀斑者，加薄荷、青蒿、丝瓜络、当归、丹参、红花以疏肝活血止痛。

若肝气郁结，郁而化火，则以丹栀逍遥散加减，在疏肝解郁、健脾和营的基础上，加用牡丹皮、栀子二味，以清热泻火。若头痛、目赤者，加菊花、钩藤、夏枯草以清热平肝；口苦、便秘者，加龙胆草、大黄以泻热通腑；热盛伤阴，见舌红少苔、脉细数者，去当归、白术，加生地黄、麦冬、山药以滋阴健脾；热郁于胃，脘中嘈杂、反酸者，合左金丸加海螵蛸、半夏曲以清胃祛酸。

（二）镇心安神方药

对于心胆气虚型患者，郭维琴教授多以安神定志丸合桂枝甘草龙骨牡蛎汤加减。药用党参、茯苓、茯神、远志、炒白术、石菖蒲、酸枣仁、桂枝、甘草、龙骨、牡蛎，其中用茯苓、茯神以补气益胆安神，用石菖蒲以开窍宁神，用龙骨、牡蛎以重镇安神。

（三）养心安神方药

对于心脾气虚型患者，郭维琴教授多以逍遥散合甘麦大枣汤加减。逍遥散中柴胡疏肝解郁，调达肝气，为君药。当归、白芍养血柔肝，为臣药。白术、甘草、茯苓健脾益气，实脾以制约肝侮，又能使营血生化有源；薄荷调达肝气，又可透达肝经郁热；煨生姜温胃和中，共为佐药。而甘麦大枣汤中小麦为君药，补营益阴，宁心安神；甘草甘缓和中；大枣补中益气，养血安神。三药合用，共奏养心安神、甘润滋养之功。

若心悸不寐者，加合欢皮、首乌藤、炒酸枣仁、珍珠粉以养心安神；食欲不佳、面色苍白者，加半夏曲、砂仁、黄芪、何首乌以益气和胃以助生血之源。

四、双心病医案实录

【案一】

患者程某，女，64岁。2019年4月23日初诊。

主诉：间断心悸20余年，加重4年。于1984年发现患有甲状腺功能亢进，1995年行甲状腺全切术，术后出现心悸。自觉进入更年期后，外用"雌激素"后感觉舒适。近4年心悸加重。在某医院查动态心电图提示：室性早搏3160次，室上性早搏540次，伴二联律、三联律。刻下：乏力气短，心悸有停搏感，有时心跳加快，难以入睡，每日服镇静类药物维持睡眠，腰酸痛，面色萎黄，怕热喜冷，烦躁易怒，纳可，小便可，大便溏，不成形。舌胖有齿痕，苔腻微黄，脉细弦。既往患高脂血症、高血压，最高血压达170/90mmHg，现血压控制在120～140/80～90mmHg范围。查体：心率76次/分，心律齐，心脏各瓣膜听诊区未闻及杂音。心电图示：窦性心律，大致正常心电图。超声心动图示：心内结构大致正常。甲状腺超声示：残余甲状腺实质内弥漫性病变，甲状腺左叶结节性质待查。

辨证：气血不足，肝郁脾虚。

治法：益气养血，疏肝健脾。

处方：

川楝子 10g	当归 15g	赤芍 15g	白芍 15g
丹参 20g	红花 10g	五味子 10g	太子参 15g
炒白术 12g	苍术 15g	茯苓 15g	煅灵磁石 30g^{先煎}
制远志 6g	炒酸枣仁 15g	干姜 6g	延胡索 10g
砂仁 6g^{后下}	合欢皮 20g		

14 剂，水煎服，每日 1 剂。并嘱：（1）调畅情志，保持心情愉快，精神乐观；（2）饮食有节，进食营养丰富而易于消化的食物；（3）生活规律，注意寒暑变化，避免外邪侵袭加重心悸的症状；（4）心悸病势缠绵，应坚持长期治疗。

2 周后复诊，服药后乏力减轻，睡眠好转，2 周只服用安定 2 片，心悸、气短未发作，大便好转，不消化食物减少，头晕，背部肌肉发紧，食欲好。苔薄黄腻，脉细弦，寸口盛。心率 79 次 / 分，血压 110/66mmHg。

处方：

川楝子 10g	当归 15g	赤芍 15g	白芍 15g
丹参 20g	红花 10g	党参 15g	炒白术 12g
苍术 15g	茯苓 15g	干姜 6g	延胡索 10g
砂仁 6g^{后下}	煅灵磁石 30g^{先煎}	制远志 6g	炒酸枣仁 15g
合欢皮 20g	薄荷 3g	伸筋草 12g	

14 剂，水煎服，每日 1 剂。医嘱同上。

【验案评析】

心律失常属中医"惊悸""怔忡""脉结代"范畴，临床以心悸最为多见，以虚证为多，也有实证或虚实兼杂者。临诊时应谨慎辨证，虚者扶正，实者祛邪，虚中挟实者则标本兼治。在辨证论治的基础上需应用安神药物，有利于改善症状，安定情绪，常用药物如柏子仁、炒酸枣仁、生龙骨、生牡蛎、紫石英、五味子、珍珠母、灵磁石等。

心律失常是临床常见病，郭维琴教授在治疗上提倡中西医结合，发作期用西药中止发作，缓解期根据中医整体辨证，把握病因所在，对证用药，取得持久效果。本例患者患有甲状腺功能亢进，行甲状腺切除后出现心悸等不适症状，再根据患者的四诊症状，辨证为肝脾不和证。方中川楝子清肝火而不灼肝阴；当归、赤芍、白芍配伍可养肝血、柔肝阴；丹参、红花合用活血化瘀，促进血脉流通，通畅全身气机；五味子生津敛汗，养心安神；太子参、炒白术合用可健脾益气；茯苓、灵磁石、远志、炒酸枣仁、砂仁、合欢皮配伍达到养心、安神定志效果；延胡索行气活血，化瘀止痛。诸药合用，共奏益气养阴、养血柔肝、疏肝清热之效。临床上心律失常大多病情复杂，病势反复，临诊多虚实夹杂，宜辨清虚实，随证灵活治之。

【案二】

患者黄某，女，53岁。2019年7月17日初诊。

主诉：焦虑10余年，心慌1周。刻下：心悸伴汗出，血压控制不佳，不易入睡，语音洪亮，烦躁不安，易汗出，五心烦热，乏力，食欲不佳，无便意，强迫自己排便，排便不畅，小便调。舌质红，苔黄厚腻，少津，脉细弦。既往史：甲状腺结节切除术后，高血压。心电图示：窦性心律，心率88次/分，大致正常心电图。

中医诊断：心悸；西医诊断：焦虑状态、高血压。

辨证：肝肾阴虚，心肝火旺。

治法：滋阴养血，调肝理脾，清心安神。

处方：

川楝子 10g	当归 15g	赤芍 15g	薄荷 3g^{后下}
炒栀子 10g	地骨皮 10g	山萸肉 12g	枸杞子 12g
生山药 15g	藿香 10g	砂仁 6g^{后下}	炒酸枣仁 15g
珍珠粉 0.6g^冲	合欢皮 20g	莲子心 6g	佩兰 10g
煅灵磁石 30g^{先煎}	制远志 6g	夜交藤 30g	白芍 15g

14剂，水煎服，每日1剂。并嘱：（1）避风寒、适饮食，调情志；（2）适当活动，避免过度劳累及大量运动；（3）坚持规律口服药物。

【验案评析】

该患者为中年妇女，焦燥易怒，辨证为肝肾阴虚，心肝火旺。方中以川楝子、薄荷清肝火，泄郁热；当归、赤芍、白芍养血柔肝；莲子心、炒栀子、地骨皮清心火，抑血热；山萸肉、枸杞子补益肝肾；生山药、藿香、佩兰健脾利湿，砂仁醒脾化湿；灵磁石、远志、炒酸枣仁、珍珠粉镇静安神，平肝潜阳，加用夜交藤养血安神，合欢皮解郁安神。全方注重清肝热、养肝血，体现了对绝经后女性治疗基于天癸绝、肝血虚的主要治则治法。方中用川楝子代替柴胡，一方面可减少因柴胡导致的燥热，同时又保留药物的疏肝作用，还有一定的抑制肝木郁而化火的效果。

【案三】

患者许某，女，42岁。2019年8月21日初诊。

主诉：咽峡异物感半个月。半个月前体检时被告知甲状腺有结节后，即感咽峡异物感，咽干咽痛，于北京协和医院做B超发现：甲状腺左右叶实性结节，且有条状血流信号，已约做穿刺病理检查。刻下：月经期前烦躁易怒，咽峡异物感。难入眠，早醒不易复眠，伴心悸，食欲不佳，食后胀满，大便干燥，2～3日一行，排便困难。神志清，烦躁不安，纳差，小便调。舌胖有齿痕，苔白腻，脉沉细。既往史：高血压、频发室上性早搏病史。

辨证：阴血不足，肝郁脾虚。

治法：益气养血，疏肝健脾。

处方：

川楝子 10g	当归 15g	赤芍 15g	白芍 15g
薄荷 3g^{后下}	夜交藤 20g	合欢皮 20g	制远志 6g
炒酸枣仁 15g	炒白术 12g	茯苓 15g	旋覆花 10g^{包煎}
代赭石 15g^{先煎}	昆布 10g	浙贝母 10g	

薄荷 3g（后下） 夜交藤 20g 合欢皮 20g 制远志 6g
炒酸枣仁 15g 炒白术 12g 茯苓 15g 旋覆花 10g（包煎）
代赭石 15g（先煎） 昆布 10g 浙贝母 10g

14剂，水煎服，每日1剂。并嘱：（1）调畅情志，保持心情愉快，乐观；（2）饮食有节，进食营养丰富而易于消化的食物；（3）生活规律，注意寒暑变化，避免外邪侵袭加重心悸的症状；（4）适当活动，避免过度劳累及大量运动。

【验案评析】

本例患者体检发现甲状腺实性结节，咽峡异物感，伴月经前烦躁易怒、心悸、眠差等不适，根据患者四诊症状，辨证为肝脾不和，痰阻气逆。以川楝子、薄荷清肝火，泄郁热；当归、赤芍、白芍养血柔肝；炒白术、茯苓健脾祛湿；昆布、浙贝母化痰散结；旋覆花、代赭石消痰降气；远志、炒酸枣仁镇静安神，平肝潜阳；加用夜交藤养血安神，合欢皮解郁安神。全方既疏肝健脾，又化痰降逆，标本兼治。方中用川楝子代替柴胡疏肝，避免柴胡易劫肝阴的可能，同时保证疏肝清肝之效。

参考文献

［1］贺喜盈，韩丽华.韩丽华教授从肝脾论治双心病经验［J］.中医临床研究，2018，10（12）：28-30.

［2］刘建建，尤佳锋，穆敏，等.不同生命时期应激与双心病发病关系的研究进展［J］.山东医药，2018，58（23）：96-99.

［3］李玉瑶，张浩鹏.王永霞教授治疗双心病的临证经验［J］.中国中医药现代远程教育，2018，16（6）：83-85.

［4］孙静，陈春."双心病"的研究进展［J］.中国医药科学，2015，5（19）：26-29.

［5］陈世龙.郭维琴教授治疗心病经验拾萃［J］.环球中医药，2014，7（7）：555-557.

［6］肖珉，常佩芬，赵勇，等.郭维琴教授治疗心血管疾病合并焦虑症的临床经验［J］.现代中医临床，2016，23（5）：17-20.

中篇／临证验案

第六章　郭维琴教授诊治血浊病经验

一、血浊病提要

　　高脂血症，属于中医"血浊"范畴。中医文献中并没有"高脂血症"这一病名的明确记载，但所提到的"心悸""胸痹""眩晕""痰湿""湿浊""血瘀"等疾病的症状和病因病机与高脂血症十分相似。中医学常以膏、脂并称，以膏概脂。《灵枢·卫气失常》中提到的"人有脂有膏有肉"是最早的对脂的记载。历代医家认为，脂膏乃津液化生而来，是构成人体的基本物质之一。如《灵枢·五癃津液别》中记载："五谷之津液，和合而为膏者，内渗入于骨空，补益脑髓，而下流于阴股。"张景岳对此解释曰："津液和合为膏者，以填补于骨空之中，为脑为髓，精为血。"论述了脂膏乃水谷精微化生，阐述了其对人体具有补益、濡养的作用。《素问·通评虚实论》云："凡治消瘅、仆击、偏枯、痿厥、气满发逆、甘肥贵人，则膏粱之疾也。"说明古人对膏粱之疾的认识已经与现代高脂血症的认识如出一辙。《景岳全书》云："痰即人之津液，无非水谷之所化，但化得其正，则形体强，营卫充；若化失其正，则脏腑病，津液败，而气血即成痰涎。"对"痰涎"生成的认识阐明了高脂血症形成的病因病机。明代医家孙一奎在《赤水玄珠》一书中提到："若血浊气滞，则凝聚而为痰。痰乃津液之变，遍身上下，无处不到。"指出了"痰浊"与"血浊"的关系。

二、病因病机

郭维琴教授认为气虚血瘀是心血管疾病的根本病机，并据此提出高脂血症的基本病机为心脾气虚，痰瘀互阻脉络。高脂血症病情复杂，表现形式多样，其病因、临床表现、并发症等特征散见于中医"肥人""膏人""脂人""肉人""消瘅""仆击""偏枯""胸痹""中风""心悸""真心痛""眩晕""头痛""痰证""瘀证"等相关文献记载中。郭老师根据自己多年临床实践，综合古今医家学说，对高脂血症形成了一整套独特的认识方法。她认为该病属于中医学"血浊"病范畴，病位在脉，脉为血之府，脉中之血不洁谓之血浊。《黄帝内经》中首次有"血浊"之论，《灵枢·逆顺肥瘦》谓肥人"其血黑以浊，其气涩以迟……刺此者，深而留之"。"此人重则气涩血浊，刺此者，深而留之，多益其数"，又"血浊气涩，疾泻之，则经可通也"。郭老师把高脂血症定义为"血浊"，指水谷不化之痰湿，过盛入脉之浊气及瘀滞之血在脉中结聚而成，并不单指瘀血。血浊病以脾虚、痰瘀互阻为基本病机，与脾胃密切相关。《景岳全书》云："人之始生，本乎精血之原；人之既生，由乎水谷之养。"胃主受纳，脾主运化，脾胃功能的正常对于人体生命活动具有重要意义。正如《素问·经脉别论》所云："饮入于胃，游溢精气，上输于脾，脾气散精，上归于肺，通调水道，下输膀胱……揆度以为常也。"强调了脾胃具有升清降浊的功能，为水谷精微运化之枢机。从气血方面看,《灵枢·邪客》云:"宗气积于胸中,出于喉咙,以贯心脉而行呼吸焉。"而宗气由自然界之清气与水谷之精气相合而成,脾胃衰弱,水谷精气化生乏源,则宗气内虚,无力助心行血。《灵枢·决气》云:"中焦受气取汁,变化而赤,是谓血。"《素问·经脉别论》云:"食气入胃,浊气归心,淫精于脉。脉气流经,经气归于肺,肺朝百脉,输精于皮毛……气归于权衡,权衡以平。"脾胃运化水谷精微,其中稠厚的精华部分"浊气"入心,化为赤色之血,营养全身,同时把部分"淫精"输至脉管,营养心脉,保证经脉内气血的正常运行。

本病病情复杂,病症多端,多由于过食膏粱厚味,食积内热,痰浊内生;或脾虚,脾失健运,痰湿内生;或由于长期情志不舒,木郁乘土,忧思伤脾,致使脾失健运,痰湿浸淫脉道;或劳心、思虑过度,心脾受伤,瘀血内生,脾气虚,水谷不化精微,痰湿内生;或年老肾精亏虚,精血不足,血行稽迟而为瘀,肾虚可影响脾的运化,生痰生湿,最终导致痰浊瘀血共阻于脉。基于临床观察,郭老师发现高脂血症患者多为肥胖之人,往往多以胸痹前来就诊,患者多兼见心悸、乏力、自汗、舌体胖大、舌边有齿痕等表现。故总结出本病病位多在血脉,基本病机为脾虚,痰瘀互阻,病性为本虚标实,本虚于脾,标实于痰湿血瘀。

郭老师认为,后天脾气虚、脾阳虚以致脾失健运,运化失职,痰湿内生,内阻于脉;或肾阴精亏虚,精血不足,血脉空虚,脉道不利;或肾阳虚衰,失于温煦,寒自内生致血凝,都会导致痰瘀互阻于脉络。平素嗜食膏粱厚味,滋腻碍脾,脾胃失于健运,湿邪内生,蕴湿生痰,痰湿入络,可致痰瘀脉络。精神刺激、情志不遂，郁怒伤肝，木郁乘土，肝郁脾虚，脾失健运，湿邪内生，蕴湿生痰，可致痰瘀脉络。经久伏案少动，心气心阳不足，心气失于推动作用，心阳失于温煦作用，可致瘀血阻络；经久伏案少动，加之思虑太过伤脾，脾气虚、脾阳虚以致脾失健运，运化失职，痰湿不化，内阻于脉，可致痰瘀互阻。年老体弱，肝脾肾易亏虚，脾肾亏虚，脾失健运，肾失气化，水饮内停，痰湿内生；肝肾亏虚，精血不足，脉道不利，血行迟缓，痰湿瘀血相合，可致闭阻脉络。

三、治疗血浊病的核心方药

根据血浊病脾虚、痰瘀互阻的基本病机，临床上郭维琴教授尤其重视益气健脾治其本，常用药物有党参、黄芪、茯苓、白术等。其中党参配黄芪，相须相使，可增强补气培元之功，健脾益肺，增强卫外机能，正如《本草蒙筌》所云："参芪甘温，俱能补益，证属虚损，堪并建功。但人参惟补元气调中，黄芪兼补卫气实表。"白术苦、甘，归脾、胃经，燥湿健脾、益气和胃；茯苓甘、淡，健脾渗湿，二者配合党参、黄芪，共同达到益脾胃、补中气的作用。脾胃气足，水谷气血运化有权，痰湿瘀血得化，污血乃除。《医方集解》云："脾虚不能健运，则生痰饮，稠者为痰，稀者为饮，水湿其本也，得火则结成痰，随气升降，在肺则咳，在胃则呕，在头则眩，在心则悸。"

郭维琴教授从健脾、消痰、化瘀入手，组成降脂通脉方，以红参为君药，味甘性温，入脾、肺经，有补中益气之功，以治其本，脾气健运，则能运化水湿，使痰湿易消。此外，脾旺则心气亦旺，推动血液运行有力，瘀血易去。山楂助脾行气运气，消食磨积，散瘀化痰，助红参健脾化痰利湿，为臣药。泽泻甘寒，入肾、膀胱经，具有祛痰湿、利湿热、通利三焦、宣畅气机的功效；海藻苦咸而寒，入脾、肺、肾经，具有软坚、消痰、利水、泄热之效，助泽泻祛痰利湿，为佐药。全方配伍应用，治其本，补其虚，从而使五脏功能健全，发挥其正常功能。同时，祛痰湿，化瘀血，防患于未然，故临床应用效果理想。

高脂血症中医病机为本虚标实，本虚为气虚、阳虚、阴精亏虚，标实为痰湿、瘀血，涉及心、肝、脾、肾。根据临床表现不同，有以邪实为主，如痰热腑实、瘀血阻络者；也有以正虚为主，如脾肾阳虚、肝肾阴虚者。临床更有以瘀血为主和痰湿为主的不同。中医非药物疗法包括针灸、穴位埋线、推拿等，一定程度上可辅助降脂。

郭维琴教授总结高脂血症的基本病机为脾虚失运、痰瘀互阻，病位在血脉，病性为本虚标实，本虚于脾，标实于痰湿血瘀。故从健脾消痰化瘀入手治疗，自拟降脂通脉方，临床疗效理想，有关实验研究证实其降脂作用可能与保护血管内皮功能有关。

参考文献

［1］葛均波，徐永健．内科学［M］.8版．北京：人民卫生出版社，2013：762-768.

［2］田原，潘琳琳，刘桂荣．中医治疗高脂血症综述［J］.河南中

医，2018，38（9）：1450–1454.

［3］杨雪卿.郭维琴治疗高脂血症经验［J］.山东中医杂志，2014，33（1）：54–55.

［4］郭维琴.郭维琴临证精华［M］.北京：人民军医出版社，2006：17–19.

［5］王亚红，秦建国，郭维琴，等.降脂通脉方抗高脂血症及动脉粥样硬化的实验研究［J］.中华中医药杂志，2006，21（2）：98–100.

［6］田郡，邬渊敏，李建荣，等.降脂通脉方对高脂血症大鼠血脂及血液流变学的影响［J］.中西医结合心脑血管病杂志，2013，11（2）：181–182.

— 下篇 —

养心康复总论

一、中医养心理论提要

（一）历史沿革

中医养心理论最早可追溯于《黄帝内经》，其记载了一整套完备的养心理论，后世中医养心理论的发展多以此为基础。

首先，中医养心应顺应夏季气候特点。《黄帝内经》将五脏对应四季，以春对肝、夏对心、长夏对脾、秋对肺、冬对肾。《素问·四气调神大论》记载："夏三月，此谓蕃秀，天地气交，万物华实，夜卧早起，无厌于日，使志无怒，使华英成秀，使气得泄，若所爱在外，此夏气之应，养长之道也。逆之则伤心，秋为痎疟，奉收者少，冬至重病。"提出夏季养生之总纲，认为夏季炎热，阳气外出，致使人体消耗增大，容易疲倦乏力、精神不振，应当晚睡早起，与日出日落相应。同时增加运动量，顺应阳气外出之自然属性，适当午睡以避暑热。还要保持心情愉悦，切忌发怒，以使气机通畅。违反上述自然规律及养生法则易生心系疾病。《素问·藏气法时论》曰："心主夏，手少阴太阳主治。故逆夏气，则太阳之令不长，而心虚内洞，诸阳之病生矣。"夏季炎热，阳气生发，过分贪凉饮冷，阻塞汗液外出之路，违反夏季之自然规律，会阻塞气血外行，多生心系疾病。明代张景岳说"人之有生，全赖此气"，此处的"气"即为阳气。《黄帝内经》有载"圣人春夏养阳，秋冬养阴"，夏季为养阳气的季节，且与心气相通，是养心阳、通心气的最佳时机。养心应当首先懂得遵循夏季之自然规律，方可做到未病先防和既病防变。

下篇／养心康复总论

其次，中医养心应调畅情志以养心。《素问·阴阳应象大论》言"心在志为喜""喜伤心"，意为过"喜"的情志易导致心气的涣散而生病。《儒林外史》中的范进，在多次落榜后得知自己中举，在突然的、强烈的欣喜情志刺激下发疯，这是典型的喜极伤心的表现。《灵枢·本神》记载"心气虚则悲，实则笑不休"，意为心系疾病亦常导致情志变化，如临床所见长期患心系疾病的病人常伴有恐惧、焦虑、孤寂等不良的情绪。《素问·阴阳应象大论》记载"恐胜喜"，即恐惧的情志刺激可以战胜过喜的情志，以达到情志自调的效果。正如在范进发疯之后，其岳父打了他一记耳光，使他猛然惊醒，病愈。《黄帝内经》奠定了情志养心的基础，也指明了情志养心的方向。张仲景《金匮要略》记载使用以治心为主的甘麦大枣汤治疗脏躁，说明了调畅情志对于养心的重要性。明代虞抟的《医学正传》记载："喜通心、怒通肝、悲通肺、忧思通脾、恐通肾、惊通心肝，故七情太过则伤及五脏。"认为不仅过喜的情绪容易伤心，其他情志变动亦容易伤心，因为心为五脏六腑之大主，精神之所舍也。元代朱丹溪认为，任何疾病当先治心，使患者拥有正确的生活态度，会减少疾病的复发率。元代戴良的《丹溪翁传》载："或以医来见者，未尝不以葆精毓神开其心。"进一步阐明了养心当保持心境平和，不过喜过悲，澄心静虑，才能做到"恬淡虚无，真气从之"。

最后，养心应当长期坚持，食疗养心是中医养心的一个重要组成部分。《周礼·天官·食医》记载："凡食齐视春时，羹齐视夏时，酱齐视秋时，饮齐视冬时。凡和，春多酸，夏多苦，秋多辛，冬多咸，调以滑甘。"可见数千年前先祖们就已经在注重饮食的科学搭配了，并认为不同的季节当有五味偏嗜的不同。《素问·宣明五气》载："五味所入，酸入肝，辛入肺，苦入心，咸入肾，甘入脾。"心与苦味相对，苦味寒凉有通泄、燥湿的作用，并有降温作用，心火亢盛者宜多食苦味以泄之。《彭祖摄生养性论》记载："五味不得偏耽，酸多伤脾，苦多伤肺，辛多伤肝，甘多伤肾，咸多伤心。"《灵枢·五味》记载："心病者，宜食麦、羊肉、杏、薤""心禁咸""心色赤，宜食酸，犬肉、麻、李、韭皆酸"。《类经》记载："心苦缓，故宜此酸物以收之也。"指出心阳不足、心气弛缓者当食酸味食物，如酸枣仁、山楂等，可敛汗收气，防止心阳虚脱。现代药理学研究也证实，酸枣仁能够宁心安神，山楂能够降低血脂水平。可见五味适中对五脏有补益作用，过量会引起脏腑损伤。孙思邈的《千金方·食治方》指出："食能排邪而安脏腑，悦神爽志以资血气。"进一步强调了饮食养生的重要性。现代医家在研究《黄帝内经》基础上提出，在夏季，心火旺盛，易克肺金，故夏季饮食宜增辛以扶助肺气，即少量进食辣味之品，大约取其五行相乘之意。

（二）运动养心概况

随着中医传统养心理论和运动疗法的不断发展，以中医基础理论中的阴阳学说、整体观念为主要理论指导，通过调动人体气血运行，激发人体自身潜能，达到强健身体及防治疾病目的的中医传统运动疗法得到了现代研究者的广泛关注。太极拳是中国传统功法之一，具有调畅气机、益气活血的作用，且运动强度适中，既可调整气血运行，又可调养心神。2013 年，《冠心病康复与二级预防中国专家共识》就推荐将太极拳应用于心脏康复当中。随机临床试验研究结果显示，太极拳具有降压调脂以及缓解焦虑情绪的作用，可以有效改善心血管疾病患者的生活质量。八段锦也是中国传统运动形式的一种，可以调整脏腑经络气血的运行，通过促进心主血脉功能的恢复应用于心脏康复，同样运动强度适中，简单易行，适合慢性病长期应用康复。现代研究显示，八段锦锻炼比步行锻炼能够更有效地改善心血管疾病患者的生活质量。五禽戏入选我国非物质文化遗产名录，是强调导引人体气机，引动骨骼关节的养生功法，可以调整一身之气，通利脏腑关节，疏通经络；气能行血，又能生血，可通过对气的作用达到治血的目的。一项荟萃分析显示，对于中老年人群，长期的五禽戏锻炼可有效降低血压水平。除此之外，另有许多其他中医传统运动形式如易筋经等亦具有舒缓经络、以静养心、强化心主血脉功能的作用。

二、郭维琴教授养心理论特点

（一）基于心主血脉理论

心主血脉的理论依据源于《黄帝内经》，如《素问·五脏生成》言："诸血者，皆属于心。"《素问·痿论》言："心主身之血脉。"心主血脉包括心主血和心主脉两个部分。主血包括生血和行血，即参与血液生成和推动血液运行。心气推动血液运行全身，将水谷精微输送至人体脏腑器官、形体官窍、肌肉皮毛和心脉自身，使它们皆得水谷精微的濡养，发挥正常的生理机能，以维持正常的生命活动，同时心脏的搏动泵血也依赖于心气的推动和调控。若心气虚衰，无力推动血液运行，心脏搏动无力，则血液瘀滞于内，出现胸背部疼痛等症状；若气血运行不畅，无法发挥濡养作用，则出现神疲乏力、心悸怔忡、精神萎靡等形体官窍失养的表现。《素问·阴阳应象大论》言"心生血"，意为饮食经脾胃运化为水谷精微，再化为营气和津液，入脉中经心火化为红色的血液，即"中焦受气取汁，变化而赤是谓血"。若心火虚衰，化赤为血的功能失调，也容易引起形体官窍脏腑失养的一系列症状。心主脉指心气可以推动和调控心脏的搏动和脉管的舒缩，使心脏能够有节律地搏动，血液能够在脉管中正常运行，并以通为顺。心脏搏动正常，脉管通利，才能够使带有水谷精微的血液输送至全身，以发挥濡养作用，维持人的正常生命活动。若脉管不通畅，则血液瘀滞于内，易出现胸背部刺痛、舌下络脉紫暗等症状。若心脏搏动不能规律进行，心脏泵血功能出现问题，则易致脏腑形体官窍失于濡养，若脑失所养则出现眩晕、精神萎靡等症状，若形体失养则出现神疲乏力等症状，若心失所养则出现心悸、怔忡等症状。

（二）基于心主神明理论

广义的神是指人体正常生命活动的表现，心主神明被认为是"心"统帅全身脏腑器官、形体官窍的生理功能；狭义的神是指情感、精神、意识、思维等高级的中枢活动。心主神明也指人的精神状态、思维反应等能力由心所主。《灵枢·邪客》言："心者，五脏六腑之大主也，精神之所舍也。"

《素问·灵兰秘典论》言："心者，君主之官也，神明出焉。"
人体拥有不同生理机能的脏腑器官、形体官窍均需在心神的
主宰下才能维持正常，从而维持人体最基本的生命活动。《灵
枢·邪客》记载："所以任物者谓之心。"即心能够接受外界
事物并做出反应，从而进行正常的思维意识活动，这类精神
活动往往有赖于心神的主导。朱丹溪临证治病，无论患何种
疾病，都要首先开其"心"，以求恢复心主神明的正常功能，
即"或以医来见者，未尝不以葆精毓神开其心"。若心主神明
的功能失常，则影响全身脏腑、形体、官窍生理机能，心脏
搏动一旦停止，心神无法统帅脏腑器官维持正常的生理机能，
全身脏腑器官、形体官窍的生理机能随即丧失；若心神失养，
则易出现失眠多梦、心悸怔忡、认知功能下降以及悲伤欲哭
等症状。

（三）基于舌为心之苗、心气通于舌理论

《素问·阴阳应象大论》言："心主舌……在窍为舌。"马
莳注："舌为心之苗，故心主舌。"中医认为，舌是心外在表
现的反映器官，又有舌为心之窍之说。首先，舌与心之经脉
相连，说明了心与舌之间的密切联系，如《灵枢·经脉》记
载："手少阴之别……系舌本。"其次，舌体血管丰富，而心
主血脉，舌体及舌下络脉可灵敏地反映心主血脉的功能情况。
最后，舌能够感知味觉，与语言、声音有关，其感知味觉的
功能正常与否有赖于心主血脉功能的濡养，语言声音的正常
与否也有赖于心神的统领，如《灵枢·脉度》记载："心气通
于舌，心和则舌能知五味矣。"舌的功能、形态、色泽、血

管情况均可体现心功能之盛衰，舌主咀嚼、尝五味、主管语言表达的功能正常与否与心之基本功能正常与否有着密切的关系。《灵枢·五阅五使》记载"心病者，舌卷缩"。临床上，心神健旺则舌动灵活，语言流畅，表达清晰，反之则心神不清，舌謇舌颤，语言障碍。就舌之外在表现而言，心血充足则舌红润，心血虚则舌淡，心气虚则舌胖有齿痕，心血瘀阻则舌暗有瘀斑，心火上炎则舌生疮，等等。

（四）基于经络学说

经络是人体内运行气血的通道，深而在里，肉眼不可见，《灵枢·经脉》记载："经脉者，所以能决死生，处百病，调虚实，不可不通。"经络的重要作用总结如下：第一，沟通内外，联系脏腑，即《灵枢·海论》言"夫十二经脉者，内属于府藏，外络于肢节"。第二，协调阴阳，运行气血，即《灵枢·本脏》言"经脉者，所以行血气而营阴阳，濡筋骨，利关节者也"。第三，防御病邪，反映证候，即《素问·缪刺论》言"夫邪之客于形也，必先舍于皮毛；留而不去，入舍于孙脉；留而不去，入舍于络脉；留而不去，入舍于经脉；内连五藏，散于肠胃"。第四，传导感应，调整虚实，即针刺中的得气现象以及补泄手法。在治疗方面，中医认为经脉所过，主治所及，即《灵枢·经脉》记载"心手少阴之脉，起于心中，出属心系""是主心所生病者"；"心主手厥阴心包络之脉，起于胸中，出属心包络""是主脉所生病者，烦心，心痛，掌中热"。故心系疾病的治疗或者养心首选手少阴心经和手厥阴心包经。看一个很简单的例子，冠心病心绞痛发作时的典型症状为胸骨后疼痛，牵连及左肩背、左臂内侧，甚至可放射至指端，且疼痛常呈直线窜痛，其中相当一部分患者则以肩背痛作为首发症状，这些部位是心经与心包经的体表循行路线所在。此外，部分心绞痛不典型者常以咽喉部疼痛或紧缩感为首发症状，早在《黄帝内经》中就有心经"从心系，上挟咽"、心的经别"属于心，上走喉咙"的记载。

另外，在选穴治疗方面，腧穴的主治特点包括近治作用、远治作用和特殊作用。近治作用是指腧穴能够治疗其所在部位及邻近脏腑的疾病，如《针灸甲乙经》记载极泉位于腋窝顶点，腋动脉搏动处，主治邻近脏腑疾病——心痛、心悸，邻近部位疾病——胁肋疼痛、肩臂疼痛；《灵枢》记载天池位于乳后一寸，居胸廓天位，穴处凹陷似池，主治邻近部位疾病——胸闷、胁肋胀痛、乳病，邻近脏腑疾病——咳嗽、气喘。远治作用是指腧穴能够治疗本经循行能够到达的较远部位的脏腑疾病，如《针灸甲乙经》记载神门位于手腕，关节交通处，主治相隔较远的脏腑疾病——心痛、心烦、惊悸、失眠健忘等心系疾病；《灵枢》记载中冲位于中指之端，井穴涌冲之处，主治相隔较远的脏腑疾病——心烦、心痛等疾病。特殊作用指某些腧穴具有双向调整、整体调整和相对特异的治疗作用，如内关——心动过速时可降低心率，心动过缓时亦可加快心率；足三里——保健要穴，补益一身正气等。

三、郭维琴教授养心益智操讲解

（一）叩击心经，养心安神

心经，全称手少阴心经，起于心中，从胸走手，其体表循行路线起于腋窝中央的极泉穴，沿上肢内侧后缘、掌内侧后缘、小指内侧走行，止于小指末端桡侧的少冲穴，对于心所生的疾病如胸痹、心悸等均有很好的治疗效果。本节操主要包括两个部分，第一部分是对心经手部循行部位的拍打，主要从开窍醒神、祛瘀泄热的少冲穴到疏通经络、活血化瘀、清宣肺气的小鱼际部位。第二部分是对心经腧穴有节律地叩击，选取腕部的神门穴——调理心血、安神定志，肘部的少海穴——通经活络、宁心化瘀，腋窝的极泉穴——行气活血、宽胸理气。此节操的目的是达到通达心脏血脉、益气养心之效。

第1、2个八拍：五指并拢，微曲，大小臂屈曲呈直角，外展，同时向内叩击双手小指尺侧及小鱼际尺侧缘。

第3个八拍：右手五指并拢，成空掌，分别拍击左侧神门穴、少海穴、极泉穴各1拍，然后双手自然下垂至大腿外侧胆经处。

第4个八拍：左手五指并拢，成空掌，分别拍击右侧神门穴、少海穴、极泉穴各1拍，然后双手自然下垂至大腿外侧胆经处。

具体操作可参照图1-1至图1-4。

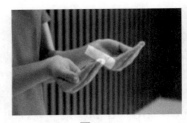

图 1-1

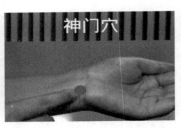

图 1-2

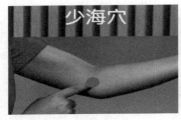

图 1-3

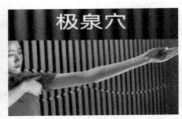

图 1-4

（二）拍打心经，固护心卫

心包经，全称手厥阴心包经，起于胸中，从心走手，其体表循行的路线起于胸外侧上部的天池穴，循行于上肢内侧面的中央，入掌止于中指末端最高点的中冲穴，本经腧穴主治胸痹心痛、失眠健忘等病症。中医认为心包是心的外卫，代心受邪，其功能与心的功能密切相关。本节操包括两个部分，第一部分为心包经手部穴位的拍打，选择中指末端启闭开窍、泄热清心的中冲穴和腕部宁心安神、宽胸通络的大陵穴。第二部分是对心包经腧穴有节律地叩击，选择前臂宽胸理气、降逆止呕、宁心安神、镇静止痛的内关穴，肘部活血理气、泄热除烦的曲泽穴和前胸部理气活血、疏通包络的天池穴。此节操的目的是达到舒筋活络、益气活血、安神定志的作用。

第 1、2 个八拍：双上臂外展，大小臂屈曲呈直角，同时向内叩击双掌跟大陵穴及中冲穴，手呈"莲花"状。

第 3 个八拍：右手五指并拢，成空掌，分别拍击左侧内关穴、曲泽穴、天池穴各 2 拍，然后双手自然下垂至大腿外侧胆经处。

第 4 个八拍：左手五指并拢，成空掌，分别拍击右侧内关穴、曲泽穴、天池穴各 2 拍，然后双手自然下垂至大腿外侧胆经处。

具体操作可参照图 2-1 至图 2-4。

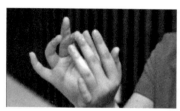

图 2-1

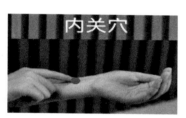

图 2-2

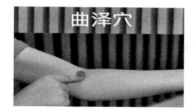

图 2-3

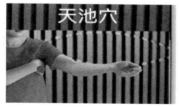

图 2-4

（三）运动舌体，保健心神

舌为心之苗，心脏的病症可以表现在舌上，心神健，则舌动灵活，语言流畅，表达清晰，通过对舌的运动锻炼可以起到益心气、通心神的作用。此节操第一部分为舌的左右及上卷运动，同时配合手足的运动锻炼。第二部分为对理气活血通络、宽胸理气、止咳平喘的膻中穴的叩击，使舌与手足的运动协调统一，以达到活血通脉、养心益智的目的。

第 1、2 个八拍：舌尖抵住上颚，双手自然下垂，直立，双脚略分开，舌尖在口腔向左伸至最大限度抵住面颊内黏膜同时左手平伸外旋，手心向上，大小臂呈直角，右手抵腰部，左足尖向前外侧 45°伸出小步，足尖点地，然后回复到起势，然后相反方向。

第 3、4 个八拍：舌尖抵住上颚，双手自然下垂，直立，双脚略分开，双手合十置于胸前，上臂抬离腋窝，舌尖沿上颚上卷至最大限度，同时双手指尖内旋敲击膻中穴，然后回到起势。

具体操作可参照图 3-1 至图 3-3。

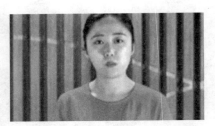

图 3-2

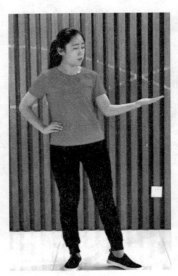

图 3-1

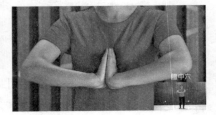

图 3-3

（四）轮拍经络，益气活血

背部脊柱两旁是贯穿全身的足太阳膀胱经及人体五脏六腑之气输注之地，刺激背俞穴，可以起到疏通经气、振奋阳气、调和气血、恢复脏腑功能的作用。其中，与心关系最为密切、最具养生康复作用的有心脏之气输注的心俞穴——活血理气、清心定志，后天之本脾脏之气输注的脾俞穴——健脾活血、和胃理气，先天之本肾脏之气输注的穴位肾俞穴——益水壮火、明目聪耳。在心主神明理论的指导下，选用具有醒神益脑之功效的经外奇穴——四神聪穴。本节操第一部分为上述背俞穴的拍打，第二部分为四神聪穴的叩击。此节操的目的是达到益气活血、醒神健智之效。

具体操作可参照图 4-1 至图 4-4。

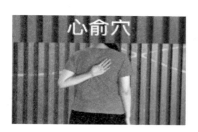

图 4-1

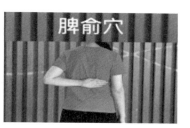

图 4-2

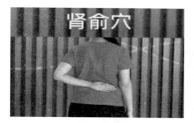

图 4-3

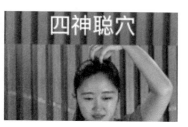

图 4-4

第1、2个八拍：舌尖抵住上颚，双手自然下垂，直立，双脚略分开。双手背后旋，分别以右手背拍击左侧心俞穴、左手背拍击右侧心俞穴，而后是左右脾俞穴、左右肾俞穴，然后双手下垂至大腿外侧胆经处，顺势拍击双侧胆经循行处。

第3、4个八拍：舌尖抵住上颚，双手自然下垂，直立，双脚略分开，右手成爪形手，上抬至头顶部，叩击四神聪穴，力量适中，以穴位处出现轻微胀酸麻痛感为宜，为第3个八拍；更换左手，再次叩击四神聪穴，为第4个八拍。

（五）双手互搏，疏通督脉

本节为最后一节，主要通过简单的协调运动，达到锻炼大脑、醒神益智的目的。左右手分别做出不同的手势，交替互换，能够促进血液循环，提高思维、智力、注意力及双手协调能力。此外，督脉总督六阳经，统领全身阳气和真元，为"阳脉之海"，故养心益智操以疏通督脉结束，以达温肾助阳之效。

具体操作可参照图5-1至图5-5。

第1个八拍：双手自然下垂，直立，双脚略分开。一手手掌自然伸直，另一只手握拳，双手轮替进行。

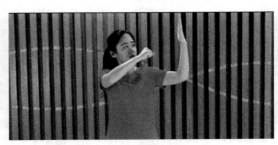

图5-1

第 2 个八拍：一手呈"剪刀状"，一手手掌自然伸直，双手轮替进行。

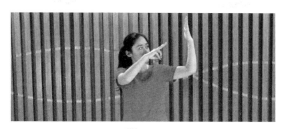

图 5-2

第 3 个八拍：一手握拳，一手呈"剪刀状"，双手轮替进行。

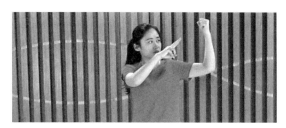

图 5-3

第 4 个八拍：双手手指自然弯曲，呈爪形。双手交换自前发际正中向后疏通督脉。

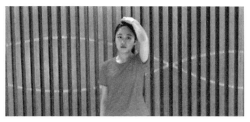

图 5-4

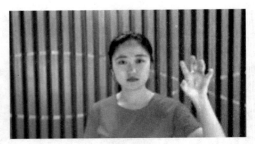

图 5-5

　　心脏康复应以养心益智、疏通经络为基本原则，兼顾主血脉的心和主神明的心。郭氏养心益智操的主要运动形式为小幅度动作叩击及振荡手少阴心经腧穴、手厥阴心包经腧穴、经筋及部分经验要穴，联合灵活性舌体运动及智力训练。因为心系疾病发作常由劳累、情绪波动、剧烈活动等因素诱发，病理性质为虚实夹杂，故所有动作应当缓慢进行，循序渐进，通过疏通经络来逐渐增加运动量及运动强度。郭氏养心益智操可以通心阳、益心气，通过振奋阳气的作用达到以最小运动幅度和运动强度收获最大临床治疗效果的目的。